Spanholtz | Alt
Schönheitsoperation zum Dumpingpreis?

TIMO A. SPANHOLTZ | D. BENJAMIN ALT

# Schönheitsoperation zum Dumpingpreis?

*Risiken ästhetischer Operationen
im In- und Ausland*

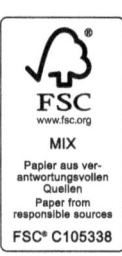

Bibliografische Information der Deutschen Nationalbibliothek
Die Deutsche Nationalbibliothek verzeichnet diese Publikation
in der Deutschen Nationalbibliografie; detaillierte bibliografische
Daten sind im Internet über http://dnb.d-nb.de abrufbar.

Das Werk, einschließlich seiner Teile, ist urheberrechtlich geschützt.
Jede Verwendung ist ohne die Zustimmung des Herausgebers außerhalb
der engen Grenzen des Urhebergesetzes unzulässig und strafbar. Das gilt
insbesondere für Vervielfältigungen, Übersetzungen, Mikroverfilmungen
und die Einspeicherung und Verarbeitung in elektronischen Systemen.

© 2016 Dr. med. Timo A. Spanholtz, D. Benjamin Alt

Umschlagabbildung: © WAYHOME studio / Shutterstock
Gestaltung: Martin Mellen, Bielefeld
Herstellung und Verlag: BoD – Books on Demand, Norderstedt

Auch als E-Book erhältlich

ISBN 978-3-7412-8447-2

*Was sich in der Erfahrung
— die ein Richter ist —
bewährt oder nicht bewährt,
das soll angenommen
oder verworfen werden.*

*Theophrastus Bombastus von Hohenheim
(genannt: Paracelsus)*

# Inhaltsverzeichnis

1 Einleitung ................................................. 9

2 Deutschland: Ästhetische Operationen als besondere
  Herausforderung im Arzt-Patienten-Verhältnis ........ 11
  Warum die ästhetische Chirurgie
  mit keinem anderen Fach verglichen werden kann ....... 11
  Was ist ein unzufriedenstellendes Ergebnis,
  eine Komplikation und ein Behandlungsfehler? .......... 16

3 Daten und Trends: Ärztliche Behandlungen
  im In- und Ausland ..................................... 31
  Ästhetische Chirurgie im In- und Ausland:
  Fakten und Zahlen ...................................... 31
  Ästhetische Chirurgie in Zahlen (weltweit) .............. 32
  Ästhetische Chirurgie in Zahlen (Deutschland) ......... 34
  Ärztliche Freiberuflichkeit: Eine Quelle
  des Missverständnisses ................................. 37
  Die Bedeutung des Internets für den Medizintourismus .. 40
  Das vermeintliche Rundum-Sorglos Paket:
  Wie Trittbrettfahrer den Markt für sich nutzen .......... 42
  Wo geht die Reise hin: Welche Länder sich
  für die Erfüllung der Träume preisgünstig anbieten ...... 43
  Unterschiede zwischen medizinischen Leistungen
  im In- und Ausland: Hygiene, Ausbildung, Material,
  Personal und Notfallversorgung ........................ 47
  *Ausbildung und Erfahrung des Operateurs* ............. 48
  *Ausbildung und Erfahrung der Narkoseärzte
  und Qualität der postoperativen Betreuung* ............. 49
  *Qualität der Aufklärung vor der Operation* ............. 50
  *Technische Ausstattung der Praxisklinik
  beziehungsweise Privatklinik* .......................... 51
  *Qualität der Patientenbetreuung durch Pflegepersonal* ... 52
  *Routine und Qualität der Nachbehandlungen* .......... 53

| | |
|---|---|
| *Qualität der Hygiene und Sterilisation* ............... | 54 |
| *Bezugsquellen und Qualität der eingekauften Medizinprodukte und Arzneimittel* ................... | 55 |
| Checkliste: Operation im Ausland ..................... | 56 |
| *Die Planungsphase – vor der ersten Beratung* .......... | 57 |
| *Die ärztliche Beratung – vor der Operation* ............ | 58 |

**4 Weitere rechtliche Aspekte einer Auslandsbehandlung** — 61
Wie ist die Rechtslage bzgl. Krankenkassen
und Honorarübernahme? ............................... 61
Was unterscheidet EU und nicht EU? ................... 62

**5 Verpfuscht und zugenäht! Wer hilft, wenn alles schiefgegangen ist?** ..................................... 65
Direkt nach der Operation – Woran erkenne ich,
dass etwas nicht richtig ist? ............................ 65
*Dringliche Komplikationen nach Operationen,
die Sie nicht ignorieren dürfen* ........................ 66
*Die richtige Narbenpflege nach der Operation* .......... 68
*Leichte Komplikationen nach Operationen,
die Sie mit Ihrem Arzt besprechen sollten* ............... 69
Wie halte ich am besten Kontakt
zu dem behandelnden Arzt im Ausland? ............... 70
Was tun, wenn sich der Arzt im Ausland verweigert
oder nicht erreichbar ist? .............................. 71
Welche Kosten entstehen eventuell
bei einer Folgebehandlung in Deutschland? ............ 73
Welcher Arzt ist für die Gesamtbehandlung haftbar
zu machen, falls in Deutschland korrigiert wird? ........ 75
Sollte ich mich an die Medien wenden? ................ 76
Sollte ich mir einen Rechtsanwalt nehmen? ............ 78

**6 Schlussworte** ........................................... 83

# 1
# Einleitung

Wir leben in einer Welt der Schönheit und der Makellosigkeit. Menschen präsentieren sich und ihr Leben anderen Mitmenschen in einer transparenten Art und Weise, wie dies zuvor nie der Fall war. Man zeigt gerne, was man hat und teilt ein beneidenswertes Leben in Wort, Bild und vermehrt auch Video über Websites und in sozialen Medien. Natürlich wird hierbei darauf geachtet, das Leben nur von seiner Sonnenseite zu zeigen: Beim Einsteigen in den Jet, beim Sonnenbad am Strand oder mit dem Sundowner in Nizza. All die schwierigen Momente des Lebens werden gewollt ausgespart, um das Bild eines perfekten Lebens nicht zu „stören".

Luxus, den wir uns gönnen, soll hierbei allerdings nicht unbedingt viel Geld kosten. Auch wenn der Trend extremer Schnäppchenjagd und die hierauf abgestimmten Werbekampagnen (à la „Geiz ist geil!") abzunehmen scheint, sucht der Kunde doch immer Maximalqualität zu Schnäppchenpreisen. Ehe ganz auf die Luxus-Armbanduhr verzichtet wird, trägt man lieber eine Fälschung und dokumentiert so die Zugehörigkeit zur „Upper-Class".

Die ständige Suche nach vermeintlich hochklassigen Produkten und Leistungen zum Dumpingpreis hat auch vor der Medizin keinen Halt gemacht. Sie berührt und verändert in diesem Bereich allerdings ein besonderes und besonders schützenswertes Vertrauensverhältnis, nämlich jenes zwischen Arzt und Patient.

Das unbedingte Streben nach ästhetischer Perfektion treibt Patienten heute in die Fänge des Internets (Fluch und Segen zugleich), welches bereitwillig den Kontakt zu Dumping-Angeboten im Ausland herstellt. Hier ist sie nun, die phantastische Kombination aus niedrigen Preisen und hochprofessioneller ärztlicher Leistung! Aber Achtung! Günstig ist oft „billig" und die Erlebnisse in ausländischen Kliniken können sich als traumatisierender Horror entpuppen.

Für dieses Buch haben wir uns als fachkompetente Autoren zusammengetan, um einen Einblick in die Risiken und Gefahren solcher Auslandsoperationen zu geben. Der „doppelte Blick" des Juristen und des Facharztes für Plastische Chirurgie beleuchtet die Gefahren von beiden Seiten, bringt Licht in das Dunkel und macht dieses einmalige Buch zu einem guten Ratgeber für Interessierte, Geschädigte und Helfende. Wir möchten uns Ihnen in jedem Falle durch dieses Buch empfehlen, denn auch jenseits dieser Zeilen bieten wir Ihnen unsere kombinierte fachliche Hilfe an: Wir beraten Sie juristisch bei Problemen nach Inlands- und Auslandserfahrungen und helfen Ihnen, chirurgische Ergebnisse zu beurteilen und nach Möglichkeit zu korrigieren.

Scheuen Sie sich nicht, unsere Hilfe in Anspruch zu nehmen, schämen Sie sich nicht ob Ihrer vermeintlichen „Naivität". Es gibt nichts Dramatischeres als täglich unter einem Fehler zu leiden, wenn er korrigierbar ist. Wir sind für Sie da.

# 2

# Deutschland: Ästhetische Operationen als besondere Herausforderung im Arzt-Patienten-Verhältnis

## Warum die ästhetische Chirurgie mit keinem anderen Fach verglichen werden kann

Die Notwendigkeit der Versorgung von Erkrankungen, Unfällen und Verletzungen ist so alt wie die Menschheit selbst. Schon immer verletzten sich Menschen durch die Herausforderungen des Alltags oder litten unter internistischen Beschwerden. Früh spezialisierten sich Mitglieder innerhalb eines sozialen Gefüges und übernahmen auf der Basis des jeweiligen medizinischen Kenntnisstandes die Aufgabe des Naturheilers, Schamanen und später die des Mediziners.

Durch die Industrialisierung und die hierdurch explosionsartige Weiterentwicklung der Technologien bekamen Menschen tiefe Einblicke in die Funktionsweisen des Körpers. Je besser die medizinische Versorgung auf der Basis gesicherter Erkenntnisse wurde, desto mutiger wurden die Ärzte, innovative Behandlungen zu testen und zu etablieren.

Ein krankheitsbedingter oder durch einen Unfall verursachter Mangel wurde schon immer als kaschier- oder korrekturbedürftig empfunden. So wurden schon früh Nasenrekonstruktionen nach bestrafendem Abschneiden der Nase im alten Indien durchgeführt. Eine Operation, die heute noch unter dem Begriff der indischen Nasenplastik bekannt ist, im Gegensatz zu damals aber unter sterilen Bedingungen und mit schmerzfreier Anästhesie und feinsten chirurgischen Techniken erfolgt.

Ein weiterer Wunsch, der die Menschheit seit jeher begleitet, ist der Wunsch nach jugendlicher Kraft, körperlicher Unversehrtheit beziehungsweise physischer Überlegenheit. Diese zusammenfassend als „Attraktivität" bezeichneten Eigenschaften waren und sind sowohl in der Tierwelt als auch bei Menschen ein wesentlicher Faktor, was die Fortpflanzung und somit ein Grundbedürfnis betrifft. Schon sehr früh begann der Mensch, sich durch Mode, Kosmetik und körperliche Fitness zu individualisieren und sich von potentiellen Mitbewerberinnen und Mitbewerbern in der Gunst um die Aufmerksamkeit gegenüber Dritten abzusetzen. Schon Nofretete verkörperte ein Schönheitsideal, nach welchem sich die Männer sehnten und nach dem Frauen strebten. Viele Jahrzehnte bis Jahrhunderte waren die Menschen darauf angewiesen, sich durch Schminke und andere äußerliche Veränderungen einem Schönheitsideal anzupassen. Bis zu dem Moment, in welchem körperliche Veränderungen auch durch chirurgische Eingriffe möglich wurden. Dies war die Geburtsstunde der Plastischen Chirurgie.

Durch die Weiterentwicklung der medizinischen Techniken, die Einführung einer schmerzfreien Narkose und die Entdeckung der Keimfreiheit wurden Ende des 19. Jahrhunderts auch größere Operationen wie Baucheingriffe, Kaiserschnitte und komplexe Eingriffe nach Unfällen möglich. Zunehmend wuchs auch der Wunsch nach chirurgischer Optimierung des eigenen Körperbildes. Entgegen der gegenwärtigen Wahrnehmung ist die Plastisch-Rekonstruktive Chirurgie ein altes Fach: Kollegen wie Dieffenbach (1792–1847) oder Jaques Joseph (1865–1934) gelten als Pioniere des Faches und etablierten Techniken vor mehr als 150 Jahren. Auch damals galt, was für die moderne Plastisch-Ästhetische Chirurgie heute noch gilt: Die Eingriffe waren gewünscht, aber nicht zwingend notwendig.

Es dauerte nahezu ein ganzes Jahrhundert, bis sich in Deutschland eine standardisierte Facharztausbildung etablierte und Ärzte mit dem strukturierten Wissen ausstattete, welches für ein erfolgreiches Praktizieren notwendig ist. Dennoch stellt die Geburt dieses Fachgebietes die Medizinethik und die Rechtsprechung vor besondere Herausforderungen. Auf der einen Seite werden medizinisch nicht erforderliche Eingriffe durchgeführt und auf der anderen Seite handelt es sich um eine ärztliche Leistung auf der Basis des besonders schützenswerten Arzt-Patienten-Verhältnisses.

Um die besonderen Anforderungen an dieses Verhältnis und auch die zum Teil hieraus resultierenden juristischen Aspekte zu verstehen, kann ein einfaches Bild herangezogen werden: Während eine Erkrankung oder ein Unfall bei einem Betroffenen dazu führt, dass dieser „nur" so sein möchte, wie vor diesem Schicksalsschlag, wünscht der Patient in der Plastischen Chirurgie eine „aktive Veränderungen auf eine höhere Daseinsstufe". Nicht nur hat sie oder er konkrete Vorstellungen, wie das Ergebnis aussehen soll, sondern es entstehen auch individuelle Erwartungen bezüglich eines Effekts auf das eigene Leben bzw. um den Lebensabschnitt. Auch dies ist ein wichtiger Aspekt, da die Bedürfnisse in verschiedenen Lebensabschnitten ganz anders gelagert sein können und ein Arzt dies in die Beratung miteinbeziehen muss. Ist also das ursprüngliche Verhältnis von Patient und Arzt von Gefühlen wie Verunsicherung, Hilfsbedürftigkeit und Angst geprägt, ist die Beziehung zum Plastischen Chirurgen auch von Erwartungen, (neuen) Bedürfnissen und Hoffnungen auf ein besseres Leben geprägt. Und während das ursprüngliche Verhältnis tiefe Dankbarkeit hervorruft, wenn der Arzt in der Behandlung erfolgreich ist, so besteht im ästhetischen Zusammenhang oftmals die emotionale Haltung, dass der „Job für den bezahlt wurde" umgesetzt wurde. Daraus resultiert, dass im Kontext der herkömmlichen Medizin unvorhergesehene Folgen der ärztlichen Behandlung schneller und einfacher als schicksalhaft akzeptiert werden, während beim Plastischen Chirurgen schneller eine Schuld gesehen wird.

Auch der Aspekt der freien Arztwahl bei dieser sowieso aus eigener Tasche gezahlten Leistung beeinflusst das Verhältnis zwischen Patient und Plastischem Chirurg. Schnell und nahezu an jeder Ecke kann heute ein alternativer „Leistungsanbieter" gefunden werden. Und wenn mir die Art der Herangehensweise des einen Plastischen Chirurgen nicht zusagt (oder auch der Preis!), dann gehe ich eben zur Konkurrenz.

> **Der Rosengarten-Check**
>
> Am Ende des Beratungsgesprächs mache ich meinen Patienten gegenüber stets deutlich, dass ich die Operation – falls alle Voraussetzungen erfüllt sind – gerne durchführen werde. Ich rate Ihnen aber auch immer, sich eine zweite oder dritte Meinung anzuhören, da nur so eine aktive Entscheidung für mich als Plastischen Chirurgen gegeben ist. Dies fördert die Wahlfreiheit der Patienten, zeigt, dass man sich seines Faches sicher ist und hinter der Technik und Durchführung steht. Nur nahezu jeder 4. Patient wird am Ende nicht durch mich operiert – und dies oft nur, weil ich die Behandlung ablehne oder davon abrate.

Nachdem Europa zwei große Kriege überstanden hatte, die Menschen innerhalb dieser geographischen Zone enger zusammen wuchsen und schließlich die europäische Union als Krönung der Versöhnung aus der europäischen (Wirtschafts-) Gemeinschaft (EG) hervorging, gewöhnten sich die Menschen mehr und mehr daran, barrierefrei zu reisen, jenseits der Landesgrenze zu studieren, zu arbeiten oder zu wohnen. Konsumgüter werden auch weit jenseits des eigenen Wohnortes bezogen. Leistungen werden heute im Prinzip von großen Internetshops abgerufen, wobei der wichtigste und zentrale Entscheidungsfaktor der Preis der Leistung zu sein scheint. Der Versand von Waren von England nach Deutschland, der Umzug nach Luxemburg aus steuerlichen Gründen, die Arbeitssuche auf der ganzen Welt: Der Mensch denkt und handelt global. Diese vermeintliche freie Wahl hat auch in unserem Fach dazu geführt, dass weniger die Leistungen selbst, wohl aber die Preise innerhalb der Plastischen Chirurgie miteinander verglichen werden. „Schnell in den Flieger und ab nach Prag, da bekomme ich die Brust für 2.999 Euro! Donnerstags hin, freitags Operation und Montag sitze ich wieder am Schreibtisch!", solche Haltungen in Bezug auf eine extrem komplexe Leistung sind leider heute gang und gäbe.

Noch vor 15 Jahren gehörte das Reisen zum Beispiel ins osteuropäische Ausland oder gar in die Türkei, um eine hochsensible medizinische Leistung in Anspruch zu nehmen, zur absoluten Ausnahme. Es hätte auch gar keinen Grund gegeben: Die hygienischen Verhältnisse waren deutlich schlechter als in Deutschland, die (Fremd-)Sprache wurde nicht verstanden oder gar gesprochen, und die gesamte Kultur schien spannend und fremd, aber für das Planen einer chirurgischen Operation völlig ungeeignet. Das Gefühl von Sicherheit und Professionalität überwog dem vermeintlich günstigeren Angebot. Eine „normale" medizinische Behandlung wurde in Deutschland doch ohnehin von der Krankenkasse übernommen, da nicht medizinisch indizierte Leistungen so gut wie gar nicht zur Debatte standen. Diese Situation hat sich in den letzten Jahren fundamental verändert und an Statistiken, Zahlen und persönlichem Austausch mit Patienten können wir erkennen, dass dieser Trend noch nicht am Ende ist. Schon heute werden massenhaft Leistungen wie Laserbehandlungen der Augen zur Visuskorrektur, Zahnbehandlungen, Einbau von Prothesen und natürlich ästhetische Operationen von Deutschen im Ausland wahrgenommen. Je sichtbarer das Ergebnis hierbei für den Patienten ist, desto eher wird sich auch ein eigenes Urteil über die Professionalität des Ergebnisses erlaubt.

Die Plastische Chirurgie stellt im Grunde genommen die Verweltlichung des Faches Medizin unter dem Einfluss kommerzieller und leistungsbezogener Denkarten dar. Das Arzt-Patienten-Verhältnis wird hierdurch empfindlich verändert, Patienten sogar zum Teil als Kunden und Ärzte als reine Leistungserbringer verstanden. Die im Ausland angebotenen Leistungen basieren meist auf einem einmaligen Arzt-Patienten-Kontakt, da die Operation nur einmal durchgeführt wird und eine langfristige Betreuung wie zum Beispiel im Verhältnis zu einem Hausarzt weder von Nöten, noch gewünscht ist.

Mit der freien Wahl und der Kapitalisierung der medizinischen Leistungen wächst auch der Anspruch an das Ergebnis. Aufgrund dieses speziellen Verhältnisses und dem für die Medizin einzigartigen Leistungsspektrum entstehen oftmals Diskussionen über unzufriedenstellende Ergebnisse, Pfusch, Komplikationen und unerwünschte Resultate. Aus eigener Erfahrung wissen wir, dass viele Begrifflichkeiten durcheinander geworfen werden und oftmals auf Seiten der Patienten unklar ist, ob das Resultat die (normale) Folge der Operation selbst darstellt, oder aber, ob eine Komplikation oder gar ein Behandlungsfehler vorliegt. Die Definition dieser Terminologie vorab scheint uns daher geboten.

## Was ist ein unzufriedenstellendes Ergebnis, eine Komplikation und ein Behandlungsfehler?

Aus der fachärztlichen Praxis ist uns bewusst geworden, dass es sinnvoll sein kann, bestimmte rechtlich definierte Begrifflichkeiten an dieser Stelle nochmals zu erläutern. Unter einer **Folge** (oder auch **Nebenwirkung**) einer Behandlung versteht man die zwingend eintretenden Folgen einer Operation, wie zum Beispiel einer Narbe oder eines Hämatoms (Blutergusses).

Selbstverständlich ist auch, dass es bei einigen Patienten mehr und bei anderen weniger Blutergüsse geben kann und dass eine Narbe mehr oder auch weniger wulstig sein kann. Diese Teilaspekte der in jedem Falle eintretenden Folgen sind als schicksalshaft und unvorhersehbar zu bezeichnen. Halten Arzt und Patient beide die Regeln ein, kann ein optimales Ergebnis erreicht werden, welches aber von jeder Partei auch als nicht optimal betrachtet werden kann. Hier liegt – wie immer im Leben – Schönheit im Auge des Betrachters. Folgen und Nebenwirkungen von Operationen werden in der Regel mit aufgeklärt, auch, wenn das Auftreten von „Schmerzen" nach einer Fettabsaugung oder Narbenkorrektur beinahe dem gesunden Menschenverstand entsprechen sollte.

Den Patienten sollte grundsätzlich bewusst sein, dass Folgen oder Nebenwirkungen entstehen können. Es handelt sich um Geschehnisse, welche der Patient bei einer Operation miteinkalkulieren muss. Selbst bei einer vollständig fachgerechten Operation ist mit Folgen oder Nebenwirkungen zu rechnen. Spätestens nach dem Beratungsgespräch mit dem Chirurgen wird der Patient wissen, was geschehen kann. Dabei ist der Chirurg selbstredend daran interessiert, umfassend zu beraten. Schließlich will er sich mit einer umfassenden Beratung absichern. Manche Patienten empfinden eine derart umfassende Beratung, bei der auch Nebenwirkungen angesprochen werden, für hinterfragenswert und ziehen die Integrität des Arztes in Zweifel. Allerdings ist es gerade der ordnungsgemäß handelnde Operateur, welcher sich große Mühe gibt den Patienten vor der Entscheidung zur Operation umfangreich aufzuklären. Es ist schließlich der unredliche Operateur, welcher darauf hofft, dass „alles gut geht".

Jedenfalls spricht es nicht für Professionalität an der Aufklärung zu sparen oder diese auf ein schriftliches Informationsblatt zu reduzieren. Vielmehr ist angezeigt, dass ein intensives Vorgespräch mit dem Patienten erfolgen soll, sodass dieser vollumfänglich darüber informiert ist, worauf er sich einlässt.

Gerade hier können sich schon große Probleme ergeben, falls „mal eben schnell über ein Wochenende" eine Operation im Ausland durchgeführt wird. Würde sich hier tatsächlich ein Patient gegen die Operation entscheiden, weil ihm die möglichen Nebenwirkungen nicht genehm sind? Wohl eher nicht! Es wäre eher davon auszugehen, dass er sich für die eigentliche Aufklärung wenig interessiert, weil er schon große finanzielle Aufwendungen getätigt hat, um überhaupt zum Operateur im Ausland zu gelangen. Es ist wohl sehr unwahrscheinlich, dass man sich zu diesem Zeitpunkt noch einmal anders entscheidet. Gerade hier liegt bereits ein großer Vorteil beim Operateur nahe am Wohnort, welcher in einem Vorgespräch aufklärt und bei dem man ohne weiteres und ohne hohe Aufwendungen dennoch von der Operation Abstand nehmen kann.

Eine umfangreiche Aufklärung, wie dies lokal bei einem Besuch möglich ist, wird man fernmündlich kaum leisten können. Sofern alles vom Ausland her geplant wurde, scheint somit der sehr wesentliche Teil der Aufklärung vollständig in die Bedeutungslosigkeit abzudriften. Aber auch der kurzfristige Kontrolltermin oder die kleine Korrektur der Nebenwirkungen können nach einer Operation im Heimatland des Patienten einfacher abgewickelt werden. Ganz zu schweigen von den Gesamtkosten, welche dann plötzlich beim ansässigen Operateur unter dem Strich wesentlich günstiger ausfallen.

Juristisch muss jedenfalls vom Patienten realisiert werden, dass es sich bei den angesprochenen Folgen oder Nebenwirkungen um solche handelt, welche, sofern darüber ordentlich aufgeklärt wurde, nicht dazu geeignet sind, Ansprüche gegen den Arzt geltend zu machen. Vielmehr handelt es sich um Geschehnisse, welche von Anfang an akzeptiert werden und welche bei fehlender Akzeptanz dazu führen müssen, dass der Patient sich einfach nicht operieren lässt. Sofern dann entsprechende Folgen eingetreten sind, kann zwar das Gespräch mit dem Operateur gesucht werden, nur ist dieser nicht dazu verpflichtet erneut Hand anzulegen und schon gar nicht kostenfrei.

Darüber hinaus ist es rechtlich nahezu unmöglich eine Fehlbehandlung zu belegen bzw. zu beweisen, sofern es sich um eine übliche Nebenwirkung handelt, über die auch noch vorher aufgeklärt worden war. An dieser Stelle erklären sich vor allem gute Chirurgen dazu bereit, kostengünstig Korrekturen vorzunehmen. Dem Patienten muss, wie erläutert, immer bewusst sein, dass ein entsprechender Anspruch nicht besteht.

Unter einer **Komplikation einer Operation** versteht man eine Folge, die nicht zwingend eintreten wird und unerwünscht ist. Hierzu zählt zum Beispiel eine Infektion der Operationswunde. Auch hier liegt nicht in jedem Fall ein Verschulden des Patienten oder des Arztes zu Grunde und diese Komplikation kann somit auch schicksalshaft sein. Auch eine Nachblutung, eine Verletzung eines Nervs oder eine aufgerissene Operationswunde zählt zu Komplikationen. Über häufige, speziell bei einer bestimmten Operation auftretende Komplikationen, wird im Rahmen der Aufklärung schriftlich informiert. Die Komplikation beschreibt also Folgen einer Operation, die nicht zwingend auftreten und auch nicht erwünscht sind, vor welcher die Patienten und auch der Arzt einen „ängstlichen Respekt" verspüren, die aber dem erfahrenen Facharzt bekannt sind und somit im Grunde genommen auch nicht überraschend auftreten können.

Ein gutes und einfaches Beispiel: Eine Patientin unterzieht sich einer Bauchdeckenstraffung. Die Patientin ist vor der Operation übergewichtig, raucht gelegentlich und leidet unter einer Blutzuckererkrankung (Diabetes mellitus). Sie zählt somit aus ärztlicher Sicht zu einer Risikogruppe, bei welcher man die Operation durchaus durchführen kann, bei welcher die Operation aber auch mit einer erhöhten Rate von Komplikationen verbunden sein kann. Die Patientin wird hierüber aufgeklärt und operiert.

In der Folge der Operation kommt es nun zu einer Wundheilungsstörung am Bauch mit einem Auseinanderweichen der Wundränder. Die Wunde infiziert sich oberflächlich und zwingt die Patientin zum täglichen Verbandswechsel in der Praxis, bis die Wunde nach etwa 3–4 Wochen endgültig abgeheilt ist. Es bleibt eine sehr breite

Narbe von dieser so genannten sekundären Wundheilung, welche im Verlauf korrigiert werden kann. Was man aus diesem Beispiel lernt: Die Wundheilungsstörung ist eine seltene Komplikation bei einer Bauchdeckenstraffung, sofern Patienten völlig gesund sind. Sie ist eine häufige Komplikation im vorliegenden Falle, dennoch bleibt sie eine Komplikation. Ist sie schicksalshaft? Ja. Es gibt Patientinnen mit der gleichen Ausgangssituation, die eine solche Komplikationen nicht erfahren hätten und es gibt eben solche, bei denen dies passiert. Eine vorherige Aufklärung muss erfolgen, dennoch liegt kein Fehler auf Seiten der Patientin, noch auf Seiten des Arztes vor, wenn sich ein postoperativer Verlauf so darstellt, wie geschildert.

Aus juristischer Sicht muss bei den meisten Komplikationen davon ausgegangen werden, dass eine ordnungsgemäße Behandlung stattgefunden hat und nur Ansprüche gegen den Operateur bestehen, sofern tatsächlich bewiesen werden kann, dass die Komplikationen durch den Arzt schuldhaft verursacht worden sind. Darüber hinaus muss auch hier festgehalten werden, dass zwingend eine Aufklärung über Komplikationen vor der Operation stattgefunden haben muss. Nur wenn der Arzt über mögliche Komplikationen aufgeklärt hat, hat er die Möglichkeit bei auftretenden Komplikationen eine Haftung erfolgreich ablehnen zu können. Sollte schon die Aufklärung nicht ordnungsgemäß stattgefunden haben, kann bereits beim Auftreten von Komplikationen ohne schuldhafte Verursachung von einer Haftung des Arztes ausgegangen werden. Wenn jedoch die Aufklärung ordnungsgemäß erfolgte und dann eine Komplikation aufgetreten ist, welche schlechterdings schicksalshaft war, wird es hier nicht möglich sein, den Arzt in Haftung zu nehmen.

Genauso wie bei den Folgen oder Nebenwirkungen einer Operation, so sind deutsche Chirurgen im Regelfall dazu bereit, kostengünstig Korrekturen vorzunehmen, wobei dies immer vom Einzelfall abhängt. Es sollte im Regelfall aber zum Leistungsangebot des Operateurs gehören, dass dieser nachträglichen Korrekturen stets anbietet, sodass der Patient vollständig zufrieden ist. Grundsätzlich gilt allerdings auch hier eine Bindung an die GOÄ (Gebührenordnung der Ärzte), nach welcher der Arzt eine Korrektur abrechnen muss.

Der **Behandlungsfehler** (oft auch als Kunstfehler oder ärztlicher Fehler bezeichnet) ist hingegen etwas ganz anderes und sowohl ethisch als auch juristisch klar und deutlich von den vorgenannten Gruppen abzugrenzen. Ein Kunstfehler liegt dann vor, wenn zum Beispiel ein Instrument oder eine Kompresse im Bauch vergessen wurde oder Techniken angewandt wurden, die nicht dem aktuellen Stand der Wissenschaft entsprechen. Vor einiger Zeit bildete sich ein Chefarzt in Nordrhein-Westfalen beispielsweise ein, dass Infektionen im Bauchraum durch Honig behandelt werden können und schüttete handelsüblichen Honig während der Operation in den offenen Bauch. Nicht nur dieses unverantwortliche Handeln des Chefarztes wurde bestraft, auch die am Operationstisch anwesenden zum Teil jungen und – wie in der Chirurgie üblich – dem Chef gegenüber eher „zurückhaltenden" Assistenzärzte wurden bestraft, da sie durch ihre Approbation bereits eine grundsätzliche Verantwortung gegenüber einem Patienten tragen, unabhängig davon, ob ein in der Hierarchie über ihnen stehender Kollege anwesend ist.

Im Jahr 2016 wurde sogar in Nordrhein-Westfalen ein Urteil mit dem Inhalt gesprochen, dass sich ein Arzt auch falsch verhalten würde, wenn er trotz ausdrücklichen Wunsches des Patienten anders handelt, als es medizin-wissenschaftlich üblich ist. Das Gericht stellte fest, dass ein Arzt Aufträge zurückweisen muss, sofern diese ihn dazu veranlassen würden nicht lege artis, also nach den Regeln der (ärztlichen) Kunst, zu behandeln. Diese Entscheidung könnte auch von anderen Gerichten aufgenommen werden.

Für die Bewertung eines möglichen Behandlungsfehlers ist natürlich die vorliegende Gesetzeslage und Rechtsprechung ausschlaggebend. Während im vorliegenden Fall (Honig) die Sachlage klar ist und ohne Zweifel ein Behandlungsfehler vorliegt, ist es in anderen Fällen schwieriger, und es sind im Einzelfall gerichtliche Entscheidungen notwendig.

Auch hierfür ein Beispiel aus der Praxis: Eine Patientin stellt sich drei Wochen nach einer Brustvergrößerung in einer Klinik in Ostdeutschland vor und zeigt in der Untersuchung alle Zeichen einer bakteriellen Infektion in der linken Brust. Man entscheidet sich korrekterweise das Implantat zu entfernen, die Wundhöhle antibiotisch zu spülen und das Implantat zunächst nicht wieder einzusetzen. Die Folge wäre, dass die Patientin eine Zeit lang ohne eine Brust leben muss, ehe in einer Operation etwa sechs Monate nach der ersten Operation eine Wiedereinlage des Implantats erfolgen könnte. Bei der Operation zeigt sich dann allerdings, dass gar keine Anzeichen einer bakteriellen Infektion in der Brust zu finden sind, sondern lediglich ein Serom, also die Ansammlung einer Flüssigkeit – zum Beispiel als Folge einer mechanischen Reizung. Normalerweise ist dies zwar auch nicht der Fall, aber es handelt sich eben nicht um eine offensichtliche eitrige Entzündung. Der Operateur entscheidet sich daher, das selbe Implantat wieder einzusetzen, nachdem die Wundhöhle gespült wurde. In der Folge kommt es dann zu keiner Besserung und die Patientin stellt sich mit Fieber und Schüttelfrost in unserer Klinik vor. Wir entfernen das Implantat und nehmen einen Abstrich, welcher im Labor eine bakterielle Besiedlung des Implantates bestätigt. Wenn man sich diesen Fall retrospektiv anschaut, so würde man natürlich nie so handeln wie die Kollegen in der ersten Klinik, aber dies sind leicht geschriebene Worte, denn hinterher ist man bekanntlich immer schlauer. Nichtsdestotrotz ist das Wiedereinlegen eines Implantats im Rahmen einer Operation nicht grundsätzlich falsch und auch nicht verboten. Die hieraus entstehende Komplikation muss also als Einzelfall betrachtet und bewertet werden. Diese Betrachtung erfolgt in der Regel, sofern es denn eine rechtliche Auseinandersetzung gibt, durch Juristen und sachverständige Mediziner. Es wird eine richterliche Entscheidung getroffen, ein Schadensersatz erbracht, Schmerzensgeld gezahlt oder eben nicht. Insgesamt handelt es sich um eine klassische Einzelfallentscheidung.

Hier entsteht ein Problem, wenn Operationen im Ausland in Anspruch genommen werden: In der Regel gilt als Gerichtsstandort der Ort der Leistungserbringung (in einem solchen Fall also Warschau, Budapest, Izmir oder ähnlich). Schnell wird auch dem juristischen Laien deutlich, dass hierdurch massive Probleme für den Geschädigten entstehen können: Wer übernimmt die rechtliche Vertretung im Ausland? Wer spricht die Sprache ausreichend oder müssen Dokumente kostenintensiv übersetzt werden? Wer kennt wirklich die Landesgesetze ausreichend, um eine Rechtsvertretung erfolgreich führen zu können? Wie oft müssen Sie als Geschädigte eventuell in das Land reisen, um physisch anwesend zu sein? Nicht nur, dass alles inhaltlich wesentlich komplizierter ist, als es bei juristischen Auseinandersetzungen ohnehin schon der Fall ist, sondern entstehen durch die Sprachbarriere und die unterschiedlichen juristischen Systeme noch zusätzlich Hürden, an welchen ein Durchsetzen eigener Interessen scheitern kann.

Dies haben die Kliniken im Ausland auch verstanden und behandeln Patienten oftmals entsprechend. Grundsätzlich wird mehr über den (billigen) Preis geworben, als über Qualitätsversprechen oder gar vertraglichen Zusagen, zum Beispiel inwieweit Komplikationen nicht mit hohen Zusatzkosten verbunden sind.

### Der Rosengarten-Check

Schon im Rahmen der ersten Gespräche verdeutlichen wir unseren Patienten die hier geschilderten Unterschiede und schützen beide Parteien so vor Missverständnissen und unscharfen Vorstellungen.

Es ist auch für den behandelnden Arzt wichtig, seine Patienten vollumfänglich und auch offen und schonungslos aufzuklären. Dies klingt zwar etwas „hart", dennoch ist es Philosophie der Praxisklinik am Rosengarten, Patienten zu behandeln, wie mündige, erwachsene Bürger. Dies bedeutet für uns, dass es zweifellos unsere Aufgabe ist, die bestmögliche Therapie auf allerhöchstem Niveau sicherzustellen, dass aber eben der Patient vollumfänglich aufgeklärt wird und auch bereit ist, mögliche Nebenwirkungen und Komplikationen der Operation zu tragen und zu ertragen. Wir sprechen hier gerne von einer Team-Arbeit zwischen Arzt und Patient. Jeder sollte sich in diesem Team bewusst machen, wie Verantwortlichkeiten gelagert sind und wer „im Team" welche Aufgaben übernimmt. Der Arzt muss natürlich Höchstleistung erbringen, aber wenn ein Patient zum Beispiel raucht, Kompressionsware nicht trägt, also dem Rat und den Anweisungen des Arztes nicht folgt, ist ein schlechtes Ergebnis vorprogrammiert. Gewinnen kann man eben nur als Team – auch in der Plastischen Chirurgie.

Das juristische Vorgehen bei Behandlungsfehlern ist eines, welches an dieser Stelle umfassender dargestellt werden soll. Dabei sollte klar sein, dass nicht alle erdenklichen Konstellationen bearbeitet werden können, sondern dass ein grundsätzlicher Überblick verschafft werden soll, was im Rahmen von juristischen Auseinandersetzungen bei Behandlungsfehlern als Hintergrundwissen vorhanden sein sollte.

Zunächst muss Ihnen bekannt sein, dass bei Schönheitsoperationen im deutschen Rechtssystem jedenfalls kein „Recht der zweiten Andienung" besteht. Der Patient, der Opfer eines Behandlungsfehlers geworden ist, muss sich also nicht wieder in die Hände des alten Operateurs begeben und diesem die Möglichkeit geben, den Fehler wieder gutzumachen.

In einigen Fällen kann es durchaus Sinn, machen den ersten Operateur nochmals behandeln zu lassen, wobei sich viele Patienten dagegen entscheiden, weil das Vertrauensverhältnis zu sehr belastet ist. Es mag jedoch auch durchaus Fälle geben, in denen der Operateur besonders motiviert ist, den Schaden zu beheben und insbesondere schnell und unbürokratisch für eine kurzfristige Lösung sorgen will (und vielleicht auch kann). Es ist dann jeweils die Entscheidung des Patienten, ob sich dieser noch einmal in die Hände des Operateurs begeben will. Es handelt sich dabei um eine höchst persönliche Entscheidung, die vor allem der Patient mit sich selbst ausmachen muss.

Am Anfang steht jedoch der tatsächliche Behandlungsfehler. Bei dem Behandlungsfehler handelt es sich um einen Zwischenfall im Rahmen der Behandlung, welcher auf eine schuldhafte Pflichtverletzung des Operateurs zurückzuführen ist. Wie Sie erkennen, kommt zum ersten Mal wirklich das Thema der Schuld zur Sprache. Ebenso wird zum ersten Mal thematisiert, dass ein wirkliches Risiko für den Arzt besteht eine Zahlung erbringen zu müssen. Bei den Nebenwirkungen und Komplikationen war davon auszugehen, dass ein Arzt schwerlich belangt werden kann und es sich vielmehr bei ordnungsgemäßer Aufklärung und ordnungsgemäßer Behandlung um schicksalshafte Ereignisse handelt, welche am Ende nicht dazu führen, dass der Arzt für Fehler zu haften hat. Bei einem Behandlungsfehler kann es dann tatsächlich für den Arzt brenzlig werden.

Für die Frage nach einer fehlerhaften Behandlung ist der Stand der medizinischen Wissenschaft entscheidend. Mitnichten kann davon ausgegangen werden, dass in jeder fehlgeschlagenen ärztlichen Behandlung auch ein Behandlungsfehler zu erkennen ist. Von einem solchen muss erst ausgegangen werden, wenn der Operateur mit seiner Behandlung vom medizinischen Standard abgewichen ist und dem Patienten durch das schuldhafte, fehlerhafte Verhalten des

Operateurs ein Schaden entstanden ist. Wenn vom medizinischen Standard die Rede ist, dann ist damit der aktuell anerkannte Stand der medizinischen Wissenschaft gemeint. Der Patient kann nicht zwangsläufig die modernste Technik verlangen und genauso wenig Methoden, welche ausschließlich in speziellen Einrichtungen Anwendung finden. Der einzuhaltende Standard kann sich zum einen aus gesetzlichen Vorschriften ergeben, jedoch auch aus Richtlinien, beispielsweise denen der Bundesärztekammer. Vom Arzt kann verlangt werden, dass dieser handelt wie ein gewissenhafter und aufmerksamer Arzt eines speziellen Fachbereichs.

Es existieren mehrere Arten von Behandlungsfehlern.

Es kann sich ein Behandlungsfehler aus einem sogenannten *Übernahmeverschulden* ergeben. Dieses liegt vor, wenn der Arzt eine Behandlung übernimmt, obwohl er nicht in der Lage ist, den erforderlichen medizinischen Standard zu gewährleisten. Es handelt sich dabei um Fälle, in denen ein Arzt die Grenzen seines eigenen Fachbereichs überschreitet und den Facharztstandard nicht gewährleisten kann, welcher höher anzusiedeln ist als der Standard eines approbierten Facharztes in einem „fremden" Fachgebiet. Ebenso kann ein Behandlungsfehler aus einem Übernahmeverschulden resultieren, wenn die technische Ausstattung des Arztes nicht ausreichend ist. Der Arzt wäre in den beiden genannten Fällen dazu verpflichtet den Patienten an einen Spezialisten zu überweisen und die Behandlung selbst nicht vorzunehmen.

Die nächste Gruppe der Behandlungsfehler ist die des *Organisationsverschuldens*. Wenn ein Arzt die Pflicht verletzt die Behandlung sachgerecht zu koordinieren und zu überwachen, ist die Rede von einem Organisationsverschulden. Derartige Verstöße können darin liegen, dass Hygienevorschriften nicht eingehalten werden, personelle Mindestvoraussetzungen und Mindestausstattung nicht vorliegen, das Personal nicht hinreichend überwacht wird, angemessene medizinische Bevorratung nicht besteht oder medizinische Apparate nicht hinreichend gewartet sind.

Die dritte Kategorie der Behandlungsfehler ist die der *unterlassenen Befunderhebung*. Sofern ein Arzt die erforderlichen Diagnosebefunde oder Kontrollbefunde nicht erstellt, liegt ein derartiger

Fehler vor. Sollte ein Arzt den Befund selbst nicht erheben können, hat er den Patienten an einen anderen Arzt zu überweisen. Bei dieser Kategorie der Behandlungsfehler dürfte auch ein grober Behandlungsfehler vorliegen.

Die vierte Kategorie der Behandlungsfehler ist die des *Diagnoseirrtums*. Er liegt vor, sofern ein Arzt die von ihm selbst erhobene oder von einem Arzt mitgeteilte Befundung falsch interpretiert. Diagnoseirrtümer lösen im Regelfall jedoch nur eine Schadensersatzpflicht aus, wenn eine unvertretbare Diagnose getroffen wurde.

Die fünfte Kategorie der Behandlungsfehler ist die der *falschen Therapie*. Ein solcher liegt vor, wenn trotz der richtigen Befunderhebung und Diagnose die Behandlung gegen anerkannte medizinische Sollstandards verstößt. Es kommt dabei nicht darauf an, ob der Fehler in einem Tun oder Unterlassen liegt. Der entsprechende Behandlungsfehler liegt schon vor, wenn eine anerkannte Methode zwar gewählt wurde, sie jedoch nicht richtig angewendet worden ist. Im Falle des Therapieauswahlfehlers würde der Arzt die falsche Methode zur Behandlung wählen.

Die sechste Kategorie der Behandlungsfehler ist die der *mangelnden therapeutischen Aufklärung*. Der Arzt ist neben der korrekten Behandlung auch dazu verpflichtet dem Patienten alle Informationen zukommen zu lassen, sodass der Heilerfolg gesichert werden kann. Eine solche Verpflichtung kommt erst nach der Behandlung zum Tragen. Die mangelhafte therapeutische Aufklärung wird im Haftungsrecht wie ein Behandlungsfehler behandelt. Durch die therapeutische Aufklärung soll der Patient dazu gebracht werden bestimmte Verhaltensweisen einzuhalten. Es kann sich dabei beispielsweise um die Befolgung einer ärztlichen Verordnung oder eine Medikamenteneinnahme handeln. Ebenso kann es sich um Ratschläge handeln, dass der Patient nicht rauchen soll. Hinzu zu zählen ist auch die Aufklärung über die korrekte Nachsorge. Gleichsam sollte der Arzt versuchen den Patienten anzuhalten, dass dieser wieder vorstellig wird. Er muss im Zweifel den Patienten wieder einbestellen.

Dem Patienten muss bewusst sein, dass eine Haftung nur in Betracht kommt, sofern ein Ursachenzusammenhang besteht. Der

Gesundheitsschaden des Patienten muss mit dem Fehler des Arztes zusammenhängen.

Darüber hinaus muss man dem Arzt ein vorsätzliches oder fahrlässiges Verhalten vorwerfen können. Es kann im Regelfall davon ausgegangen werden, dass ein Arzt nicht vorsätzlich eine Fehlbehandlung durchgeführt hat. Von Fahrlässigkeit spricht man, wenn die im Verkehr erforderliche Sorgfalt außer Acht gelassen wird. Beim Maßstab ist vom Stand der medizinischen Wissenschaft auszugehen.

Sofern die bisherigen Voraussetzungen erfüllt sind, kommen Schadensersatz- und Schmerzensgeldansprüche in Betracht. Beim Schadensersatz geht es darum, die Kosten weiterer Heilbehandlungen abzudecken, genauso wie vermehrte Bedürfnisse, welche durch die Fehlbehandlung entstanden sind. Gleichsam kann der Erwerbsschaden zu ersetzen sein, also der Verdienstausfall des Geschädigten oder es könnte ein Unterhaltsschaden zu ersetzen sein, wenn Angehörige keinen Unterhalt durch den Verletzten beziehen können. Zusätzlich zum Schadensersatz, welcher bisher als Vermögensschaden dargestellt wurde, ist das Schmerzensgeld hinzuzurechnen. Das Schmerzensgeld ist häufig nur von einem fachkundigen Rechtsanwalt zu schätzen, weil dieser durch seine Erfahrung ergründen kann, welche Ansprüche möglicherweise zu realisieren sind. Dabei ist bei der Berechnung die Art, der Umfang und die Dauer der Schmerzen zu berücksichtigen.

Ein Behandlungsfehler stellt also auch den Patienten vor große Herausforderungen. Am wichtigsten ist es für diesen zunächst Beweise zu sichern und sich dann kompetent beraten bzw. vertreten zu lassen. Da es in den meisten Arzthaftungsfällen um Beträge geht, bei welchen es sich um mehr als 5.000 Euro handelt, besteht vor Gericht ein Anwaltszwang. Zudem ist abschließend zu beachten, dass regelmäßig eine Verjährungsfrist von drei Jahren vorliegt.

Zweifellos handelt es sich im Moment der Planung und der Aufklärung durch den Arzt um den geeignetsten Moment, um auch kritische Themen anzusprechen. Noch haben Sie sich ja nicht für die Operation entschieden und der Arzt wird sehr bemüht sein, sich die Zeit zu nehmen, auch „unbequeme Fragen" nach Komplikationen und Korrekturen zu beantworten. Natürlich ist es wesentlich schwieriger, wenn nicht unmöglich, diese Themen in ähnlicher Offenheit anzusprechen, wenn „das Kind erst in den Brunnen gefallen ist" und Ergebnisse nicht zufriedenstellend und Ihre Erwartungen enttäuscht sind. Aus unserer Erfahrung müssen sich Patienten allerdings beinahe zwingen, diese Themen aktiv anzusprechen, da oftmals zwischen beratendem Plastischen Chirurgen und Patient ein asymmetrisches Verhältnis besteht. Ärzte sind natürliche Respektspersonen und Menschen fühlen sich aufgrund des sogenannten Weißkitteleffekts oft zurückgestellt und möchten den Arzt nicht mit „nervigen Fragen belästigen". Das Ergebnis ist, dass diese unangenehmen Themen anzusprechen oftmals unter den Tisch fällt und lieber noch etwas über persönliche Dinge geplaudert wird. Unser Ratschlag an dieser Stelle: Machen Sie sich eine Liste von Dingen, die Sie unbedingt fragen möchten und arbeiten Sie diese mit dem Arzt in Ruhe durch. Haken Sie Ihre Fragen von der Liste Punkt für Punkt ab und notieren Sie wichtige Antworten. Das Vorgespräch und die chirurgische Aufklärung sind schließlich der beste Moment, um alles im Detail zu besprechen.

Ein Blick in die chirurgische Aufklärungsroutine unseres Landes macht auch deutlich, welche Verantwortung der Arzt hier übernimmt: In Deutschland besteht eine klare Rechtsprechung zum Einwilligungsprozedere in der Chirurgie. Der Patient muss in der Regel mindestens 24 Stunden vor einem chirurgischen Eingriff vom Operateur selbst ausführlich aufgeklärt werden. Zurückgegriffen wird hierbei zumeist auf vorgefertigte Aufklärungsbögen, die einen umfassenden Überblick über zu erwartende Nebenwirkungen, Komplikationen und Probleme mit der Operation geben.

Diese Aufklärungsbögen stehen für die verschiedenen Operationen in Landessprachen bereit, sodass auch ausländische Patienten umfassend aufgeklärt werden können. Das Zurückgreifen auf solche Aufklärungsdokumente ist kein Muss in der Chirurgie, in Deutschland aber angewandter Rechtsstatus. Dem Patienten wird somit eine vollumfängliche Aufklärung zu Teil, sie oder er kann im Rahmen dieses Gespräches alle offenen Fragen beantwortet bekommen und individuelle Notizen zu der Operation können auf dem Aufklärungsbogen vermerkt werden. Es erfolgt eine datierte Unterschrift durch den Patienten, beziehungsweise seinem gesetzlichen Vertreter (zum Beispiel Eltern). Auch der Chirurg signiert den Aufklärungsbogen und dokumentiert somit das Gespräch. Diese vorgefertigten Aufklärungsbögen müssen kostenintensiv gekauft werden, weshalb in einigen Kliniken hier im Lande und vor allem im Ausland auf diese Investitionen gerne verzichtet wird. Es soll aber auch schon vorgekommen sein, dass Patienten, welche sich im Ausland behandeln lassen wollen, die Aufklärungsbögen zugeschickt bekommen haben, um diese am Tag der Behandlung unterschrieben zurück an die Praxis zu geben. In solchen Fällen bestand nicht einmal die Möglichkeit mit dem Operateur einzelne Fragen zu klären. Möglicherweise wird dies vom Patienten auch gar nicht als sinnvoll oder notwendig erachtet, sofern der Arzt ein solches Gespräch erst gar nicht anbietet. Sollte die Möglichkeit bestehen vorher per Telefon oder E-Mail Fragen zu klären, so darf auch hinterfragt werden, ob dies tatsächlich als angemessen oder auch nur ansatzweise ausreichend angesehen werden kann. Wenn man bedenkt, dass es sich um einen teils umfangreichen, körperlichen Eingriff handelt, so darf man sich die Frage stellen, wie sich jemand einem Operateur „ausliefern" kann, welchen er vor der Operation weder persönlich kennengelernt hat, noch welchen er vorher individuell befragen konnte. Auf die dargestellte Art und Weise kann die Aufklärung natürlich auch pervertiert werden, wobei wohl kaum jemand in einem solchen Fall von einer ordnungsgemäßen Aufklärung sprechen würde.

### Der Rosengarten-Check

In der Praxisklinik am Rosengarten kommen (wann immer möglich) standardisierte und ausführliche Aufklärungsbögen in der Muttersprache des Patienten zum Einsatz.

Niemals klärt jemand anderes die Patienten auf außer der Operateur persönlich (also Dr. Timo Spanholtz) und dies geschieht in der Regel 10–14 Tage vor der Operation, damit der Patient ausreichend Zeit hat, alles im Kopf noch einmal durchzugehen und gegebenenfalls weitere Fragen zu stellen.

Eine Alternative, die ebenfalls zulässig ist, besteht in der Verwendung eines so genannten „Blankobogens". Hierbei handelt es sich um einen allgemeinen Aufklärungsbogen, in welchen im Moment des Gespräches die für diese Operation wichtigen Informationen händisch eingetragen werden. Diese müssen individuell und umfänglich durch den Chirurgen erklärt und dokumentiert werden. Grundsätzlich stellt ein solcher Bogen eine gute Alternative zu den bestehenden fertigen Aufklärungsbögen dar, birgt aber immer die Gefahr für Arzt und Patient, dass einzelne Nebenwirkungen und Komplikationen vergessen werden. Daher hat sich als Standard in Deutschland die Verwendung von juristisch geprüften und vorgefertigten Aufklärungsbögen durchgesetzt.

Die Situation in anderen Ländern kann hingegen ganz anders sein: Eventuell werden Blankobögen verwendet, also die Operation, sowie Nebenwirkungen und Komplikationen stichpunktartig durch den Chirurgen im Moment des Gesprächs notiert, oder auf die Verwendung eines Aufklärungsbogens wird gänzlich verzichtet. Auch die Vorlage eines Bogens in einer Fremdsprache ist bereits vorgekommen. So wurden deutsche Patienten gebeten, einen türkisch-sprachigen Aufklärungsbogen als Vorbereitung auf die Operation zu unterschreiben. Diese Praxis ist völlig untauglich, da die Aufklärung für die Operation im Ausland zumeist zeitlich kurz vor dem festgesetzten Operationstermin erfolgt und die Patienten beziehungsweise der Patient sich genötigt fühlt, einen Bogen zu unterschreiben, der in einer Sprache verfasst ist, die nicht verstanden wird. Auch eine Übersetzung durch anwesendes Personal kann nur bedingt als sinnvolle Ergänzung verstanden werden.

Völlig unabhängig von der Rechtslage in anderen Staaten empfehlen wir dringend, vorab mit der Klinik zu besprechen, ob:
1. die Aufklärungsdokumente in deutscher Sprache existieren und
2. eine mündliche Aufklärung mindestens 24 Stunden vor der Operation durch den Operateur selber in deutscher Sprache erfolgen wird.

Nur wenn dies der Fall sein sollte, kann man ansatzweise von einer Aufklärung im Sinne der deutschen Rechtsprechung ausgehen.

# 3
# Daten und Trends: Ärztliche Behandlungen im In- und Ausland

## Ästhetische Chirurgie im In- und Ausland: Fakten und Zahlen

Um kleinen Defiziten im Körperbild nachzuhelfen, wird schon seit vielen Jahren auf die Hilfe verschiedener Leistungsanbieter zurückgegriffen. Nicht nur der gesunde Menschenverstand, sondern auch zahlreiche Statistiken belegen, dass gepflegte und dem Schönheitsideal entsprechende Menschen mehr Chancen bei der Partnerwahl und der beruflichen Karriere haben.

Unser Interesse an Schönheitsidealen ist ungebrochen und stellt die Einkommensgrundlage vieler Branchen dar. Hochglanzzeitungen verkaufen Lebensträume und vermitteln den Eindruck, einen Anteil an dem Leben von Reichen und Schönen zu haben. Es gibt so gut wie keine ungepflegten und hässlichen Menschen in dieser Scheinwelt und so manche Chirurgen tun so einiges, um den Eindruck zu erwecken, man könne sich mit dem Messer den Zutritt zu dieser Welt freischneiden.

Neben der Mode (Kleider machen Leute) und der Kosmetik spielen auch Chirurgen in diesem Kontext seit langer Zeit eine zentrale Rolle. Schon vor über 100 Jahren wurden regelmäßig Operationen durchgeführt, die der Anpassung des Körperbildes an Normen der Gesellschaft dienten. Diese Normen waren selbstverständlich nicht über die Jahrzehnte identisch, sodass in verschiedenen Dekaden des plastisch-chirurgischen Handelns unterschiedliche Ziele verfolgt wurden. Galt einst die vornehme Blässe als Schönheitsideal (sie demonstrierte, dass das Arbeiten auf dem Feld lieber anderen Menschen überlassen wurde), so war es keine 100 Jahre später der braune Hautteint, der der Gesellschaft zeigen sollte, dass sich der

Gebräunte eine Reise an die italienische Adria leisten kann. So schnell kann es gehen und Schönheitsideale kanibalisieren sich selbst.

Während im 15. und 16. Jahrhundert die Fettpolster an den Hüften ein Ausdruck von Wohlstand und Reichtum waren („Rubens-Bild"), galt es in den 1990ern und 2000er Jahren als besonders schick, abgemagert und dürr durch die Welt zu stolpern. Zu jeder Zeit halfen Ärzte, dem jeweiligen Schönheitsideal näher zu kommen. Mit dem Einzug der Narkoseverfahren in die Chirurgie und der damit verbundenen hohen Sicherheit auch bei komplexen, chirurgischen Eingriffen gewann auch die so genannte elektive Chirurgie, also die „Chirurgie der Wahleingriffe" an Bedeutung. Seitdem steigt nicht nur die Anzahl an ästhetischen Eingriffen stetig an, sondern auch die Anzahl vieler anderer Operationen hat enorm zugenommen. Dies hat natürlich zur Folge, dass bestimmte operable Erkrankungen besser oder überhaupt kuriert werden können, führt aber an einigen Stellen auch zu einem Kontrollverlust bei Operationszahlen. Werfen wir zunächst ein Blick auf die Operationszahlen im Bereich der ästhetischen Chirurgie weltweit. Die Deutsche Gesellschaft für Plastische, Rekonstruktive und Ästhetische Chirurgie (DGPRÄC), sowie verschiedene internationale Verbände versorgen uns hier jährlich mit aktualisierten Zahlen.

## Ästhetische Chirurgie in Zahlen (weltweit)

Allein von 2014–2015 hat die Anzahl der ästhetischen Eingriffe weltweit von 20,2 Millionen auf 21,7 Millionen Eingriffe zugenommen. Dies entspricht einer Zunahme von etwa 4.000 Eingriffen pro Tag, welche in 2015 mehr operiert wurden als in 2014. Beinahe unfassbar ist die Summe von etwa 60.000 Eingriffen, welche somit jeden Tag weltweit im Bereich der ästhetischen Chirurgie durchgeführt werden (2.500 Eingriffe pro Stunde, oder etwa 40 Eingriffe pro Minute!). Die Brustvergrößerung stellt hierbei die häufigste Operation überhaupt dar, knapp gefolgt von der Fettabsaugung, der Lidstraffung und der Bauchstraffung, der Nasenkorrektur, der Eigenfett-Behandlung, der Bruststraffung, der Brustrekonstruktion, dem Facelift und der Gesäßchirurgie.

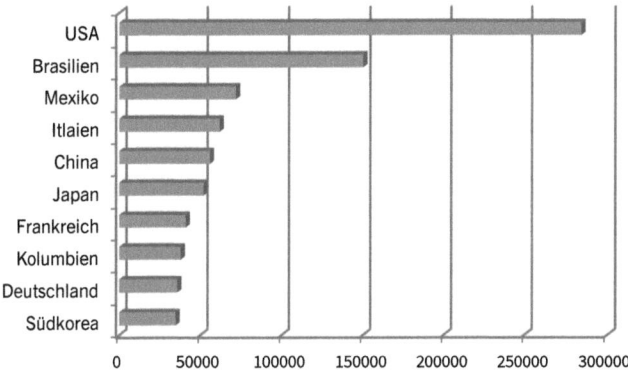

Anzahl der Brustvergrößerungen im Jahr 2011 aufgeschlüsselt nach Ländern. In den USA alleine werden so viele Brustvergrößerungen durchgeführt wie in Brasilen, Mexiko, Italien und China zusammen!

In Bezug auf die weltweit durchgeführten Operationen im Fach Ästhetische Chirurgie führen die USA die Statistik mit 1,4 Millionen Eingriffen pro Jahr an. Auf Platz 2–6 Folgen Brasilien, Südkorea, Indien, Mexiko und schließlich Deutschland. Ähnlich interessant verteilt sich die Menge der Plastischen Chirurgen weltweit. Auf Platz 1 sind auch hier erwartungsgemäß die USA mit 6.500 Chirurgen, was einer Anzahl von 16 % der weltweit tätigen plastischen Chirurgen entspricht. Auf Platz 2–10 folgen dann Brasilien, China, Japan, Südkorea, Indien, Russland, Mexiko, Türkei und Deutschland. All diese Länder weisen jeweils mehr als 1.000 registrierte Plastische Chirurgen auf.

Interessant stellt sich auch die Geschlechterverteilung des Patientenguts dar. Bei Operationen, die sowohl bei Männern, als auch bei Frauen angewandt werden, haben die Frauen bei weitem die Nase vorne. Lediglich im Bereich der Ohren-Anlegeplastiken, der Gesichtskonturierung sowie der Nasenchirurgie sind die Männer mit circa jeweils 30 % vertreten. Eine Ausnahme bildet hier die Haartransplantation, bei welcher über 80 % der Patienten männlich sind.

Besonders schockierend belegen die Daten, dass vor allem in Brasilien, Kolumbien und Frankreich jeder fünfte Chirurg auch Brustvergrößerungen bei Kindern durchführt (Frauen 17 Jahre und jünger). Hier stellen sich aus unserer Sicht zwei wesentliche Fragen, nämlich eine medizinisch-ethische, als auch eine juristische. Aus medizinischer Sicht muss es nicht grundsätzlich falsch sein, korrigierende Operationen an Patienten vor dem 18. Lebensjahr durchzuführen. Oftmals handelt es sich um nachvollziehbare private Schicksalsschläge, die zu einer hemmenden und psychologisch relevanten Veränderung des Körperbildes geführt haben. Niemand würde beispielsweise kritisieren, wenn eine Narbe, ein Leberfleck im Gesicht oder ein Blutschwamm von einem Schönheitschirurgen korrigiert werden würde. Dennoch müssen aus Sicht des behandelnden Arztes, als auch aus Sicht des Juristen einige Voraussetzungen erfüllt sein. Zum Beispiel muss ein Patient einwilligungsfähig sein. Dies ist er in Deutschland normalerweise in vollem Umfang mit Volljährigkeit. Vor diesem Datum müssen die Eltern (beziehungsweise Erziehungsberechtigten) dem Eingriff zustimmen. Auch muss aus medizinischer Sicht eine gewisse Reife unabhängig vom Alter vorliegen. Hier überflügelt die Ethik aus unserer Sicht gelegentlich die Juristerei. In anderen Worten: Einen ästhetischen Eingriff bei einem volljährigen Menschen durchzuführen, der sich über die Konsequenzen offensichtlich nicht voll umfänglich bewusst ist, kann genau so falsch sein, wie Operationen bei Menschen vor der Volljährigkeit kategorisch abzulehnen.

## Ästhetische Chirurgie in Zahlen (Deutschland)

Deutschland belegt den Platz 6 in der weltweiten Statistik der ästhetischen Operationen. In Deutschland werden jährlich 308.000 Prozeduren durchgeführt, was einem Anteil von 3,2 % der weltweit durchgeführten Operationen entspricht.

Etwa alle zwei Minuten findet in Deutschland eine ästhetische Operation statt. Die in Deutschland am häufigsten nachgefragten Operationen sind die Lidstraffung, die Brustvergrößerung, die Fettabsaugung, die Eigenfett-Behandlung des Gesichts, sowie die Bauchdeckenstraffung. Über 40 % der Eingriffe entfallen auf die Kopf-Hals-Region, 33 % auf die Brust und 25 % auf den restlichen Körper.

Die Entwicklung der Operationszahlen in Deutschland zeigt einen klaren Trend nach oben. Von 2013 auf 2014 stiegen die Zahlen der

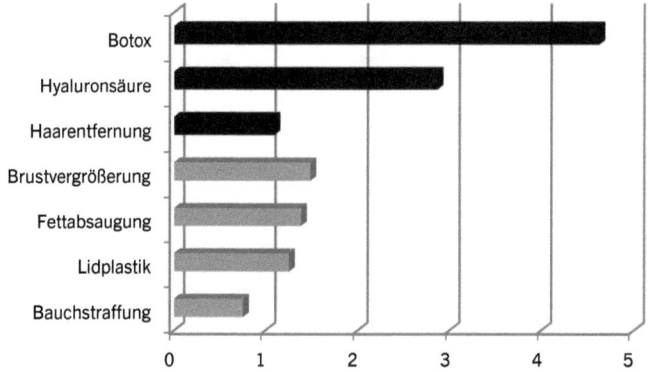

Häufigste Eingriffe (grau) und nicht-operative Prozeduren (schwarz) im Jahr 2015 weltweit (Angaben in Millionen).

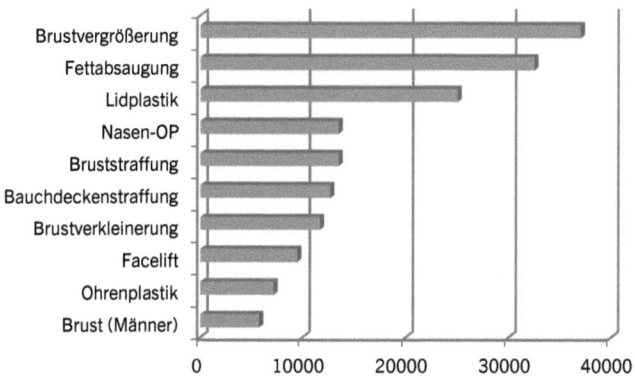

Häufigste Schönheitsoperationen in Deutschland (aus 2011).

insgesamt durchgeführten Schönheitsoperationen deutschlandweit um etwa 20 %. Der Anteil der männlichen Patienten in Deutschland überschreitet die 10 % Marke hingegen kaum. Die Top 5 der Frauen besteht aus der Brustvergrößerung, der Oberlidstraffung, der Fettabsaugung, der Nasenkorrektur und der Bauchstraffung. Bei den Männern hingegen lag die Gynäkomastie (männliche Brustbildung) auf Platz eins, die Oberlidstraffung, die Liposuktion, die Nasenkorrektur und die Unterlidstraffung auf den folgenden vier Plätzen.

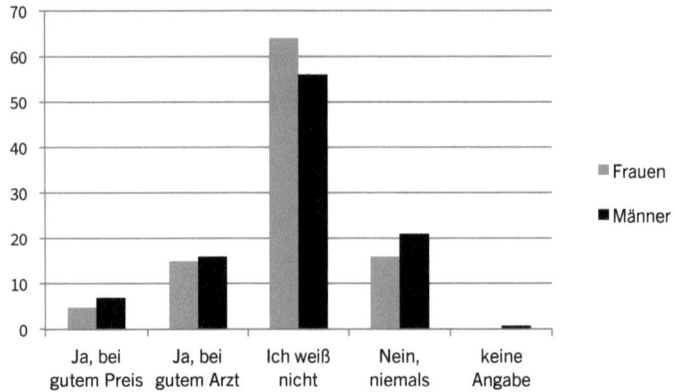

Antworten auf die Frage, ob sie sich jemals einer Schönheitsoperation im Ausland unterziehen würden. Angaben in Prozent, Bezugsjahr 2015.

In Deutschland selber sind etwa 8 % der Patienten nicht aus Deutschland, sondern der Häufigkeit nach aus Russland, Österreich und der Schweiz. Ausländische Patienten stellen somit bei deutschen Plastischen Chirurgen eine Ausnahme dar.

In Deutschland sind etwa 1.000 Plastische Chirurgen tätig. Die Ausbildung sieht nach dem Medizinstudium (12 Semester = 6 Jahre) eine zweijährige Grundausbildung in der Chirurgie vor, an welche sich eine vierjährige Ausbildung mit Schwerpunkt in der Plastischen Chirurgie anschließt. Die Ausbildung umfasst also insgesamt mindestens zwölf Jahre. Die in Deutschland tätigen Plastischen Chirurgen arbeiten etwa zur Hälfte an Krankenhäusern und Universitätskliniken und zur Hälfte an Privatkliniken und privat geführten Praxiskliniken. Während in den Krankenhäusern der Anteil der ästhetischen Operationen bei gerade einmal 30 % liegt, macht diese Patientengruppe in den Privatkliniken und Praxiskliniken die absolute Mehrheit der Eingriffe aus.

Auch durch die Ärztekammern, Gesundheits-, Gewerbeaufsichts-, und Ordnungsämter zugelassene Praxen, Praxiskliniken und Privatkliniken (nach § 30) werden visitiert und zertifiziert. So wird sichergestellt, dass die notwendigen Anforderungen an solche Einrichtungen auch eingehalten werden. Handelt der Arzt oder andere Angestellte entsprechend dieser Auflagen, besteht weitestgehend

Rechtssicherheit. Die grundsätzliche Bereitschaft deutscher Patienten, sich im Ausland einer Schönheitsoperation zu unterziehen, ist verhältnismäßig klein. Frauen haben hier noch mehr Bedenken als Männer. Immerhin jeder 20. Patient zieht dies jedoch in Betracht, „sofern der Preis gut ist".

## Ärztliche Freiberuflichkeit: Eine Quelle des Missverständnisses

Mit besonderem Blick auf Schönheitsoperationen möchten wir auf folgende Problematik hinweisen: Der Arztberuf ist wie zum Beispiel auch der Beruf des Architekten, Rechtsanwalts, Notars und Ingenieurs ein sogenannter freier Beruf, unterliegt also der Freiberuflichkeitsregelung und steht somit gewerblichen Tätigkeiten gegenüber. Der „Freie Beruf" wird in der Regel auf der Grundlage besonderer beruflicher Qualifikation oder Begabungen ausgeübt und ist gekennzeichnet durch die persönliche (mindestens jedoch persönlich verantwortliche) und fachlich unabhängige Erbringung der Leistung nach bestem Wissen und Gewissen und allein im Interesse des Auftraggebers bzw. der Allgemeinheit. Die Freien Berufe werden im deutschen Rechtssystem begünstigt, da es sich quasi um „höhere" Leistungen handelt, welche vor allem geprägt sind von der engen Beziehung zwischen Arzt und Patienten oder Rechtsanwalt und Mandanten.

Innerhalb der Freiberuflichkeit, aber speziell im Kontext der Approbation und des Eid des Hippokrates ist auch die besondere Schweigepflicht des Arztes gegenüber seinen Patienten geregelt. Hier besteht einerseits eine juristische, aber auch eine moralisch-ethische Bindung an die Schweigepflicht. Mit dem erfolgreichen Abschluss des Medizinstudiums erlangt der Arzt also seine Approbation und darf ärztlich tätig werden. Dies bedeutet auch, dass ein Hautarzt eine ästhetische Operation durchführen darf, wenn er sich selbst für ausreichend qualifiziert empfindet.

Auch ein Plastischer Chirurg könnte zum Beispiel eine Geburt durchführen, wenn er seiner Meinung nach die hierfür notwendige ärztliche Kunst beherrscht. Diese aus Sicht der Autoren eher historisch zu erklärende Tatsache hat in Deutschland leider zu einer schwierigen Situation in Bezug auf ästhetische Operationen geführt: Der Titel „Facharzt für Plastische und Ästhetische Chirurgie" basiert auf einer Weiterbildungsordnung der Bundesärztekammer aus den 1990er Jahren. Die Erlangung dieses Titels ist an eine fundierte und standardisierte Ausbildung gekoppelt und soll dem Patienten gewährleisten, dass die Ausbildung des konsultierten Arztes fundiert ist und die Leistung nach den Regeln der ärztlichen Kunst erbracht werden kann.

Da der Wunsch nach ästhetischen Operationen auch schon vor dieser Zeit bestand, engagierten sich Kollegen verschiedener Fachrichtungen im Bereich der ästhetischen Chirurgie. Die Kompetenz dieser Kollegen entstammte meist autodidaktischen Quellen oder auch Besuchen international tätiger Plastischer Chirurgen. Streng genommen waren diese Ärzte allerdings nicht für die Tätigkeit ausgebildet. Sie hatten auch keine andere Wahl, denn ein Weiterbildungsprogramm wie heute stand damals gar nicht zur Verfügung.

Aber auch heute finden sich im Bereich der ästhetischen Chirurgie Kollegen, die eine Ausbildung in diesem Fach nie erfahren haben. Hausärzte oder Hautärzte, auch Gynäkologen, Allgemeinchirurgen und Orthopäden bis hin zu Zahnärzten bieten heute (leider häufig) ästhetische Leistungen an. Selbst eine Heilpraktikererlaubnis, die bereits nach einer Prüfung und ohne vorgeschriebene Ausbildung erlangt werden kann (Erinnerung: Die Ausbildung zum Facharzt benötigt einen Zeitraum von mindestens zwölf Jahren!) berechtigt „Selbstberufene", Faltenunterspritzungen und andere ästhetische Leistungen anzubieten.

Wegen eines nicht vorhandenen Facharzttitels für Plastische und Ästhetische Chirurgie greifen viele Kollegen in ihrer Tätigkeit daher geschickt auf nicht geschützte Titel und Formulierungen zurück, die eine Facharztausbildung im Fach Plastische und Ästhetische Chirurgie suggerieren. Der deutsche Staat hat es bedauerlicherweise bis heute nicht fertig gebracht, Bezeichnungen wie „Schönheitschirurg" oder auch „Beautydoc", „Brustspezialist", „Nasenpapst" etc. zu reglementieren beziehungsweise schlicht zu verbieten. Bei der

Nutzung derartiger Ausdrücke helfen – wenn überhaupt – nur Gerichte und diese im Regelfall auch nur, wenn der, der sich beschwert, keine langen sowie kostenintensiven Prozesse scheut. Kollegen sind gehalten, sich an ihren korrekten Facharzttitel zu halten, nutzen aber gezielt verwirrende und für Patienten nicht nachvollziehbare Bezeichnungen, um gezielt den Eindruck zu suggerieren sie seien Fachärzte für Plastische und Ästhetische Chirurgie. Die Autoren können das Verhalten des Staates und auch das der ärztlichen Kollegen hier überhaupt nicht nachvollziehen, da viele Probleme, die in der ärztlichen Tätigkeit im Bereich der Plastisch-Ästhetischen Chirurgie gesehen werden, auch auf dieser Grundproblematik basieren.

Nicht unerwähnt sollte gelassen werden, dass wohl der Titel des Facharztes wesentlich schwieriger zu erlangen ist als der des Fachanwalts. Salopp gesprochen muss der Rechtsanwalt, der einen Fachanwaltstitel erwerben will, einen Kurs besuchen, die sich daran anschließenden Prüfungen bestanden haben und dann eine Mindestanzahl an bearbeiteten Fällen vorweisen können. Um den Titel dann zu behalten, müssen in gewissen Abständen wiederum Kurse besucht werden.

Damit soll sichergestellt werden, dass eine gewisse Fachkunde vorliegt. Ein Mindestmaß an Fachkunde dürfte sich daraus auch zwangsläufig ergeben, wobei diese nicht überbewertet werden sollte. Insbesondere kann davon ausgegangen werden, dass vor allem die Bearbeitung vieler Fälle und die Auseinandersetzung mit unterschiedlichen Problematiken zu einer Fachkunde führt, welche unverzichtbar ist, um Fälle erfolgreich bearbeiten zu können. Auch hier ist der Vergleich zum Plastischen Chirurgen hilfreich: Auch dieser muss sich in erster Linie täglich den Herausforderungen des Faches stellen und Operationen erfolgreich durchführen. Ein Titel alleine, auch nach einer fundierten Ausbildung hilft alleine nicht, um im ärztlichen Beruf erfolgreich zu sein, denn auch hier zählt: Übung, Übung, Übung.

Sicherlich hat der Fachanwalt seine Daseinsberechtigung, jedoch darf diese nicht überbewertet werden. So muss der Fachanwalt für Medizinrecht derzeit 60 bearbeitete Fälle nachweisen, welche er über mehrere Jahre bearbeitet hat. Diese Fälle müssen wiederum aus verschiedenen Unterkategorien des Medizinrechts stammen. Zum Vergleich darf darauf verwiesen werden, dass der rechtsanwaltliche Autor dieses Buches pro Jahr mehrere hundert derartiger Fälle umfassend bearbeitet und deshalb aus eigener Anschauung durchaus beurteilen kann, welchen Vorteil die Bearbeitung derart vieler Mandate aus dem einschlägigen Gebiet mit sich bringt und welche Fachkunde man sich dadurch selbst erwirbt.

So stellten Gerichte inzwischen auch fest, dass sich Rechtsanwälte sogar „Spezialist für Rechtsmaterie XY" nennen dürfen, sofern sie im Zweifelsfall belegen können, dass sie über eine besondere Sachkunde auf dem Gebiet verfügen, selbst ohne Fachanwalt zu sein. Gerade die Voraussetzungen für die Führung einer fachärztlichen Bezeichnung dürften folglich ungleich höher liegen und somit auf ein hohes Maß an Expertise auf dem entsprechenden Gebiet hinweisen.

## Die Bedeutung des Internets für den Medizintourismus

Das Internet stellt mit all seinen umfangreichen Diensten eine unglaubliche Informationsquelle in allen Bereichen des Lebens dar. Die kontinuierliche und auch komprimierte Verfügbarkeit von Informationen hat im Nutzerverhalten allerdings dazu geführt, dass Menschen sich gerne „an-informieren". Texte werden kurz angelesen oder, wenn sie zu lang sind, nur bruchstückhaft überflogen. Bilder und Videos haben seit der Vorherrschaft entsprechender Dienste eine größere Bedeutung als lange, fundierte sowie genau recherchierte Artikel.

Da das Internet zum Glück offen gestaltet ist, ermöglicht es den Menschen, sich aktiv mitzuteilen und Erfahrungen und Geschichten zu teilen, Leistungen zu kommentieren und zu bewerten sowie Empfehlungen auszusprechen. Innerhalb der Medizin hat dies dazu geführt, dass Patienten Plattformen als Informationsquellen für medizinische Leistungen, aber auch für die Arztwahl nutzen. In Arztbewertungsportalen können Noten für die Kinderfreundlichkeit der Wartezimmer, die Qualität des Arztes, Einschätzungen zu der hygienischen Situation der Praxis und die persönliche Meinung zu der

Parksituation vergeben werden. All diese Bewertungsmöglichkeiten stehen für Praxen im In- und Ausland zur Verfügung und basieren naturgemäß auf individuellen Erfahrungen. Findet eine Patientin beispielsweise an einem Montagvormittag keinen optimalen Parkplatz und bewertet die Praxis an dieser Stelle schlecht, generalisiert sich das Bild schnell und das unabhängig von anderen Erfahrungen weiterer Patienten.

Große Plattformen suggerieren einen objektiven Überblick über das Angebot bestimmter medizinischer Leistungen, bringen interessierten Patienten in Portraits mögliche behandelnde Ärzte näher, geben Auskünfte über das Preisspektrum und stellen bei Bedarf auch den Kontakt zum Behandler her. Wie so oft im Leben ist die Intention dieser Dienste absolut legitim und gut. Auch das öffentliche Teilen von individuellen Erfahrungen kann Patienten einen Nutzen bringen. In der überwiegenden Anzahl der Fälle zahlen Ärzte allerdings eine erhebliche Summe an die Betreiber dieser Portale, um sich entsprechend auf diesen Seiten darzustellen. Je mehr der Arzt bezahlt, desto besser wird er auf der Seite platziert und beworben. Bewertungen von Patienten werden über Preisrabatte gesteuert, über sekundäre Dienste werden gefälschte Bewertungen in die Plattformen eingestellt oder der Arzt übernimmt diese Arbeit gleich selber und schreibt sich selbst eine Note 1. Die meisten der dem ärztlichen Autor persönlich bekannten Kollegen tun dies natürlich nicht, dennoch sollten diese Plattformen und vor allem die Bewertungen der ärztlichen Leistung unter Vorbehalt gelesen und kritisch hinterfragt werden. Oftmals ist es am allerbesten, wenn man sich einen persönlichen Eindruck vom Behandler macht, sofern dieser nicht zu weit entfernt ist, da der persönliche Eindruck doch am Ende allem anderen überwiegt.

**Der Rosengarten-Check**

Auch die Praxisklinik am Rosengarten ist auf den einschlägigen Plattformen vertreten – und zahlt hierfür hohe Gebühren, genau wie die meisten ärztlichen Kollegen. Dennoch hinterfragen wir die Leistung der Plattformen stets kritisch und prüfen in halbjährlichen Abständen, ob wir uns im Kontext der jeweiligen Plattform mit unseren Qualitätsvorstellungen wiederfinden oder nicht.

## Das vermeintliche Rundum-Sorglos Paket: Wie Trittbrettfahrer den Markt für sich nutzen

Die steigenden Patientenzahlen in Deutschland und die große Nachfrage an immer neuen ästhetischen Behandlungen und Operationen haben rasch Anbieter auf den Markt gerufen, die aus der Vermittlung solcher Leistung ein Geschäft machen. In ganz besonderer Weise gilt dies für ästhetische Leistungen, die im Ausland erbracht werden sollen.

Vor etwa 20 Jahren begannen Dienste im Internet Kontakt zu Kliniken im Ausland herzustellen und einen entsprechenden Arzt für die gewünschte Behandlung zu finden. Die Dienste wurden langsam aber sicher expandiert, sodass zum Teil Reiseplanungen, Hotelvermittlungen und Shuttle-, sowie Übersetzungsdienste angeboten wurden. Schließlich wurde in Kooperationen mit den Kliniken vor Ort deren Internetpräsenz direkt in die Zielsprache (deutsch) übersetzt, sodass sich Patienten heute selber einen Leistungsüberblick auf der Seite der Klinik verschaffen können. Kommt der Besucher von einer IP-Adresse aus Deutschland, wird ihm zumeist eine deutsche Telefonnummer angezeigt, unter der ein Patientenvermittler die Organisation der Behandlung übernimmt.

Einige Kliniken betreiben inzwischen ganze Büros in Deutschland und bieten somit einen deutschsprachigen Ansprechpartner vor Ort an. In der Regel handelt es sich um medizinische Fachangestellte (Arzthelferinnen) oder Sekretärinnen, die neben der Vorarbeit für die Operation auch die Organisationen des Transfers und der Rückreise übernehmen. Der Kuchen wird fürstlich geteilt: Jeder profitiert auf dem Weg des Patienten zum Arzt und der Endpreis für den Patienten ist häufig immer noch günstiger, als wenn die Operation in Deutschland erfolgen würde.

Dass die Vermittlung von Patienten gegen Honorar in Deutschland strafrechtlich verfolgt werden kann, spielt für diese Anbieter im Regelfall keine große Rolle. Ebenso stellt sich natürlich die Frage nach den entsprechenden Versicherungen. Wird hier ein Reisegeschäft betrieben? Wer haftet für Unfälle oder Zwischenfälle auf dem Weg zur Klinik? Wer haftet für die Behandlung selber?

Die Rolle der Vermittler ist hier völlig ungeklärt, sodass wir nur eindringlich davor warnen können, einen Teil der Verantwortung gefühlt an diese Anbieter abzugeben. Jede in Deutschland hinterlegte Internetseite (Hoststandort) muss mit einem eindeutigen Impressum ausgestattet sein. Gerade im Vermittlungsgeschäft ist es sehr ratsam, sich derartige Informationen genau anzuschauen und das Angebot kritisch zu hinterfragen. Zusammenfassend muss auf jeden Fall davon ausgegangen werden, dass eine Übernahme der juristischen und medizinischen Verantwortung im Falle von Komplikationen oder Zwischenfällen durch diese Vermittler nicht erfolgen würde und der Patient alleine dasteht.

Zum einen dürfte es schon schwierig sein, einen Rechtsanwalt zu finden, welcher sich der Materie annimmt. Zum anderen würde dies auch üblicherweise ein solcher sein müssen, der seinen Kanzleisitz im Ausland hat. Schließlich könnte im Regelfall davon ausgegangen werden, dass ein Tätigwerden des Rechtsanwalts nur im Ausland erfolgreich sein könnte. Allein schon wegen der häufig nicht vorhandenen Haftpflichtversicherung für die Bearbeitung ausländischer Fälle, würde ein deutscher Rechtsanwalt derartige Mandate üblicherweise ablehnen.

Selbstverständlich müsste am Ende auch jemand gefunden werden, der wirklich juristisch haftbar gemacht werden könnte. Man könnte hier viele Ansatzpunkte verfolgen. Im Falle des Falles kann aber davon ausgegangen werden, dass alle Beteiligten die Haftung jeweils auf einen anderen Beteiligten schieben und womöglich als letzter in der Kette eine Briefkastenfirma bleibt, bei der nichts zu holen ist. Es muss an dieser Stelle festgehalten werden, dass die Geltendmachung von Ansprüchen schon aus praktischen Gesichtspunkten dann meist unmöglich ist.

## Wo geht die Reise hin: Welche Länder sich für die Erfüllung der Träume preisgünstig anbieten

Aus unserer Sicht und aus der Rückmeldung von Patienten müssen wir schlussfolgern, dass der einzige Grund, sich im Ausland operieren zu lassen, im dortigen Preisgefüge liegt.

In all den Jahren hat der ärztliche Autor als Inhaber einer Klinik für Plastische Chirurgie nie gehört, dass Patienten aus dem Gefühl heraus ins Ausland gereist wären, dort eine medizinisch bessere Behandlung zu erfahren. Nein: Stets wurde der „unschlagbare" Preis als Grund für den Medizintourismus genannt. Um also Preise unterhalb des deutschen Niveaus für Schönheitsoperationen anbieten zu können, ist es notwendig, dass einige Leistungen „günstiger" verfügbar sind als in Deutschland.

Hierzu zählen unter anderem:
- Lohnkosten, Personalkosten
- Miete für Praxis, Klinik und/oder OP
- Sterilisation von chirurgischen Instrumenten
- Einkauf von Implantaten und chirurgischen Materialien
- Honorare von Narkoseärzten und assistierenden Chirurgen
- Versicherungen für Immobilie, tätige Mitarbeiter sowie den operierenden Chirurgen

Kosten für die genannten Punkte zu drücken setzt voraus, dass das Angebot aus Ländern stammt, in denen Lebenshaltungskosten und Preisniveaus entsprechend gering sind.

Innerhalb der letzten Jahre hat sich das Angebot von Schönheitsoperationen im Ausland immer wieder geändert. Zu den Ländern, welche nun über viele Jahre diese Art von Leistung anbieten gehören:
- Polen
- Ungarn
- Ukraine
- Türkei
- Tschechien

Die Preise für verschiedene Leistungen unterliegen natürlich einer ständigen Anpassung an die äußeren Bedingungen. Offizielle Zahlen aus den verschiedenen Ländern liegen nicht vor. Um Ihnen jedoch einen Eindruck zu vermitteln, inwieweit sich einige Operationen in verschiedenen Ländern preislich unterscheiden, haben wir uns die fünf häufigsten Operationen ausgewählt und verschiedene Länder nach Preisspannen analysiert.

Ein Hinweis vorab: Die Preise beinhalten nicht mögliche Reise- und Unterbringungskosten, sowie Kosten für Zusatzuntersuchungen, welche eventuell anfallen. Die angegebenen Preise sind daher als absolute Minimalangebote zu verstehen.

### Brustvergrößerung

| Land | Preisgünstigstes Angebot | Teuerstes Angebot |
|---|---|---|
| Deutschland | 3000,– | 9000,– |
| Polen | 1350,– | 4000,– |
| **Tschechien** | **1000,–** | **3400,–** |
| Türkei | 2100,– | 5000,– |
| Ungarn | 1100,– | 2300,– |
| Ukraine | 3500,– | 5800,– |

### Brustverkleinerung

| Land | Preisgünstigstes Angebot | Teuerstes Angebot |
|---|---|---|
| Deutschland | 2500,– | 10000,– |
| Polen | 1500,– | 4700,– |
| **Tschechien** | **800,–** | **2500,–** |
| Türkei | 1700,– | 3100,– |
| Ungarn | 1400,– | 2400,– |
| Ukraine | 3500,– | 5800,– |

### Fettabsaugung

| Land | Preisgünstigstes Angebot | Teuerstes Angebot |
|---|---|---|
| Deutschland | 300,– | 10000,– |
| Polen | 230,– | 5900,– |
| **Tschechien** | **130,–** | **3100,–** |
| Türkei | 1200,– | 3600,– |
| Ungarn | Keine Angaben | Keine Angaben |
| Ukraine | 1100,– | 3100,– |

**Oberlidstraffung**

| Land | Preisgünstigstes Angebot | Teuerstes Angebot |
|---|---|---|
| Deutschland | 800,– | 4000,– |
| Polen | 230,– | 2100,– |
| Tschechien | 60,– | 2100,– |
| Türkei | 1400,– | 2700,– |
| Ungarn | 490,– | 2100,– |
| Ukraine | 1000,– | 2000,– |

**Facelift**

| Land | Preisgünstigstes Angebot | Teuerstes Angebot |
|---|---|---|
| Deutschland | 2500,– | 19500,– |
| Polen | 500,– | 5200,– |
| Tschechien | 500,– | 3000,– |
| Türkei | 3000,– | 6000,– |
| Ungarn | 500,– | 2500,– |
| Ukraine | 2000,– | 5500,– |

Bemerkung: Alle Angaben basieren auf einer Recherche der Plattform www.estheticon.de

Es ist unschwer zu erkennen, dass Tschechien, Polen und Ungarn jeweils zu den preisgünstigsten Ländern gehören. Die Unterschiede zu Deutschland sind gravierend, obwohl Deutschland im Vergleich zu zum Beispiel England, Österreich, der Schweiz und den USA bei Weitem nicht immer das höchste Preisniveau aufweist. Sofern das Ergebnis der Operation den Patienten nicht zufrieden stellt und sogar ein Behandlungsfehler vorliegt, macht es gar keinen großen Unterschied, ob die Operationen innerhalb oder außerhalb des europäischen Auslands erbracht worden sind.

Innerhalb der EU kann nicht einmal festgestellt werden, dass in allen Ländern ein ähnliches Rechtssystem vorliegt. Sowohl das Strafrecht als auch das Zivilrecht unterscheidet sich zwischen den unterschiedlichen Staaten in Teilen sehr deutlich. Schon in benachbarten Ländern existieren häufig ganz verschiedene Regelungen, beispielsweise wer die Kosten der Rechtsverfolgung zu tragen hat. Dies muss nicht immer der sein, der das Verfahren auch gewinnt. In Deutschland sind wir einen derartigen Denkansatz gewohnt. Außerhalb von Deutschland ist Derartiges alles andere als selbstverständlich. Höchst kompliziert wird es dann noch einmal, wenn festgestellt wurde, dass Ansprüche gegen jemanden bestehen. Die tatsächliche Durchsetzung dieser Ansprüche stellt den Rechteinhaber nicht selten vor fast unüberwindbare Hürden. Außerhalb der EU darf man inzwischen kaum Ansprüche mehr an Rechtssysteme stellen. In Einzelfällen darf überhaupt daran gezweifelt werden, ob eine Rechtsstaatlichkeit vorliegt. An dieser Stelle ersparen wir Ihnen jedoch einen Überblick über einzelne Länder und können Ihnen versichern, dass die Geltendmachung rechtlicher Ansprüche in Deutschland wesentlich wahrscheinlicher möglich ist, als in den anderen genannten Ländern. Darüber hinaus darf nicht vergessen werden, dass gute deutsche Rechtsschutzversicherungen durchaus bereit sind, die Kosten für Prozesse aufgrund von Behandlungsfehlern zu übernehmen, wenn diese auf deutschem Boden stattgefunden haben. Sofern diese im Ausland erfolgt sind, werden sich die meisten Versicherungen nicht dazu bereit erklären, Kosten zu übernehmen. Unter dem Strich sollte dem Patienten, welcher sich im Ausland in eine Behandlung begibt, bewusst sein, dass sie oder er im Falle einer Fehlbehandlung nicht selten praktisch ungeschützt dasteht und sich in der Folge wiederum einen anderen Operateur auf eigene Kosten organisieren muss, welcher im günstigsten Fall die Fehlbehandlung dann möglicherweise wieder revidieren oder die sich daraus ergebenden Folgen abmildern kann.

## Unterschiede zwischen medizinischen Leistungen im In- und Ausland: Hygiene, Ausbildung, Material, Personal und Notfallversorgung

Der Erfolg einer ästhetischen Operation hängt im Wesentlichen von folgenden Faktoren ab:
- Ausbildung und Erfahrung des Operateurs

- Ausbildung und Erfahrung der Narkoseärzte und Qualität der postoperativen Betreuung
- Qualität der Aufklärung vor der Operation
- technische Ausstattung des Operationssaals
- technische Ausstattung der Praxisklinik beziehungsweise Privatklinik
- Qualität der Patientenbetreuung durch Pflegepersonal
- Routine und Qualität der Nachbehandlungen
- Qualität der Hygiene und Sterilisation
- Bezugsquellen und Qualität der eingekauften Medizinprodukte und Arzneimittel

### Ausbildung und Erfahrung des Operateurs

Der weiter vorne geschilderte Werdegang zum Facharzt für Plastische und Ästhetische Chirurgie gilt in dieser Weise zumindest in Deutschland. In anderen Ländern ist das Ausbildungscurriculum anders strukturiert, nicht aber unbedingt schlechter. In den USA oder Großbritannien, aber auch in Ländern wie Italien und Spanien kann man eher davon ausgehen, dass das Ausbildungsniveau dem Deutschen entspricht.

Während die Europäische Union es ermöglicht hat, dass viele deutsche Arbeitnehmer auch in anderen Staaten der EU ohne weitere Genehmigung einer Arbeit nachgehen dürfen, stellt sich diese Situation im Arztberuf etwas anders dar: Der Facharztstandard wird vom Gastland kontrolliert und je nach Herkunftsland sind Ärzte gezwungen, die Facharztprüfung im Gastland zu wiederholen, um ihre Qualifikation nachzuweisen.

In den hier besprochenen Ländern, die ästhetische Operationen besonders preisgünstig anbieten, so wie zum Beispiel der Türkei, Ungarn, Tschechien oder auch Polen sind die Regelungen sehr unterschiedlich. Wie in Deutschland finden sich auch im Ausland viele Kollegen aus anderen Fachrichtungen, die sich die ästhetische Chirurgie mühsam angeeignet, selber beigebracht oder durch Hospitationen „zusammengelernt" haben. Auf der anderen Seite geht die Geschichte der Plastischen Chirurgie in Ländern wie der Türkei, dem Iran oder Indien auf eine Jahrhunderte alte Tradition zurück und viele innovative Techniken stammten aus diesen Ländern. Diese Leistungen sind aber historisch zu verstehen und geben keinesfalls wieder, wie der Stand des Faches Plastische Chirurgie in der Gegenwart einzuordnen ist.

Es ist auf jeden Fall ratsam, sich im Vorfeld mit der Facharztqualifikation des behandelnden Arztes zu beschäftigen, diesen konkret zu fragen, wo er welche Ausbildung genossen hat und wie viele Operationen er (oder sie) bereits durchgeführt hat.

> **Der Rosengarten-Check**
>
> Ausnahmslos jeder einzelne Patient, auf dessen Operations-Protokoll der Name Dr. Spanholtz steht (und dies sind tausende Patienten) wurde auch von Dr. Spanholtz operiert. Wir achten akribisch darauf, dass der Patient vom Erstkontakt bis zur letzten Nachkontrolle immer durch Dr. Spanholtz selber betreut, gesehen, beraten, operiert, nachkontrolliert und fotografiert wird. Ausnahmen hiervon gibt es nicht.

## Ausbildung und Erfahrung der Narkoseärzte und Qualität der postoperativen Betreuung

Wenn eine Operation geplant wird, steht meist der Chirurg im Mittelpunkt des Geschehens. Der Patient versteht ihn als Garant für die erfolgreiche Umsetzung der persönlichen Wünsche.

Um eine Operation fachgerecht ausführen zu können, ist eine Voraussetzung, dass der Patient in eine sichere und stabile Allgemeinnarkose versetzt wird. Dies fällt in den Verantwortungsbereich des Facharztes für Anästhesiologie. Von seinem Können und seiner Arbeit hängt schließlich ab, dass der Patient sanft einschläft, schmerzfrei durch die Operation geführt wird, gesund wieder erwacht und sich nach der Operation schmerzfrei erholen kann. Daher ist es ratsam, sich auch Informationen über die Qualität der anästhesiologischen Versorgung geben zu lassen. Wie lange ist der Anästhesist tätig? Lerne ich ihn vorher kennen und kann ich meine Fragen stellen? Wie viele Narkosen macht der Anästhesist pro Tag? Kümmert sich ein Anästhesist auch nach meiner Narkose um mich? Gibt es einen Aufwachraum und was passiert im Falle eines Narkosezwischenfalls?

Wo ist das nächste Krankenhaus der Maximalversorgung und wo ist die nächste Intensivstation?

All diese Fragen müssen im Vorfeld mit der Klinik geklärt und am besten als Gesprächsnotiz dokumentiert werden. Natürlich möchte niemand daran denken, dass auch mit der Narkose etwas schiefgehen kann. Trotzdem ist während der Operation selber die professionelle Narkose eine absolut wichtige Voraussetzung für das Gelingen.

> **Der Rosengarten-Check**
>
> Alle Narkoseärzte der Praxisklinik am Rosengarten verfügen über eine langjährige Erfahrung und kennen die Klinik in jedem Winkel. Stand Ende 2016 arbeitet niemand kürzer mit uns zusammen als 4 Jahre. Die längste Zusammenarbeit besteht über ein Dutzend Jahre. Ergebnis dieser Politik: Niemals kam es zu einem Narkosezwischenfall.

**Qualität der Aufklärung vor der Operation**

Das oben beschriebene Procedere für eine chirurgische Aufklärung in Deutschland sollte in ähnlicher Weise auch im Ausland mit Ihnen durchgeführt werden. Vorab sollten Sie klären, ob die Aufklärungsbögen in deutscher Sprache vorhanden sind, ob die Aufklärung durch den Chirurgen selber am Tag vor der Operation erfolgt und welche Informationsmaterialien Ihnen zur Verfügung gestellt werden.

Wichtig ist, dass Sie darauf achten, dass sowohl Sie, als auch der Operateur eine datierte Unterschrift leisten und Ihnen eine Kopie der Aufklärungsunterlagen ausgehändigt wird. Das Original der Dokumente muss – zumindest in Deutschland – zehn Jahre von der Klinik selber aufbewahrt werden.

> **Der Rosengarten-Check**
>
> Wie oben bereits beschrieben, wird jeder Patient in der Praxisklinik am Rosengarten durch den Operateur (Dr. Spanholtz) selber etwa 2 Wochen vor der Operation aufgeklärt. Dies geschieht ausnahmslos anhand eines standardisierten und juristisch überprüften Aufklärungsbogens in Muttersprache. Ausnahmen: Keine.

## Technische Ausstattung der Praxisklinik beziehungsweise Privatklinik

Selbstverständlich spielt neben der Ausbildung des Personals die Ausstattung der Klinik eine zentrale Rolle. Selbst ein Rennfahrer kann ein Rennen nur gewinnen, wenn das Auto modern, optimal gewartet und leistungsfähig ist.

Möchte ein Chirurg oder eine betreibende Gesellschaft in Deutschland einen Operationssaal in Betrieb nehmen, greifen zahlreiche Mechanismen zur Kontrolle dieses Vorhabens. Gesundheitsämter kontrollieren die Einhaltung gewisser Richtlinien, Bauaufsichtsämter nehmen die Bauten im Detail ab, Hygienepläne werden erstellt, Personalschlüssel berechnet und Sterilisationsverfahren überprüft. Zuweilen nehmen die Regelwerke in Deutschland ein Ausmaß an, dass es in einigen Bundesländern beinahe unmöglich ist, Operationssäle zugelassen zu bekommen. Die positive Kehrseite der Medaille: Selten oder gar nicht hört man von Skandalen im Bereich der Hygiene oder Personalschlüssel in privaten Kliniken. Diese Berichte betreffen zumeist öffentliche Krankenhäuser oder Universitätskliniken.

Wie sich die jeweilige Situation im Ausland darstellt, ist für den Patienten – und auch für die Autoren – nur schwer nachzuvollziehen. Da die Vorgespräche und die Planung der Operationen zumeist in Büros oder Untersuchungszimmern stattfinden, wird der Operationsbereich eigentlich erst am Tag der Operation gesehen. Es ist daher ratsam, sich die Räumlichkeiten vorab zeigen zu lassen und gezielt nach Zertifizierungen des Landes (oder sogar der Europäischen Union, falls das Land innerhalb des EU-Raumes liegt) zu fragen.

Ein Arzt oder eine Klinikgruppe hat hier nichts zu verbergen, wenn moderne Standards eingehalten werden. Wir empfehlen, den behandelnden Arzt genau danach zu fragen, wo Sie auf die Operation vorbereitet, wo Sie operiert und im Anschluss der Operation überwacht werden. Auch wenn Sie als Patient eventuell noch nie zuvor einen Operationssaal betreten haben, hilft jedoch der gesunde Menschenverstand, die hygienischen Rahmenbedingungen zu beurteilen.

> **Der Rosengarten-Check**
>
> Verglichen mit öffentlichen Krankenhäusern verfügen wir – wie die meisten modernen Privatkliniken – über aktuellste und top gewartete Elektronik und Technik. Die Behörden schauen bei privat geführten Praxen, Praxiskliniken und Privatkliniken sehr genau hin. Dokumentiert haben sie in über 14 Jahren nur ein Wort: Mängelfrei.

## Qualität der Patientenbetreuung durch Pflegepersonal

Auch die pflegerische Betreuung trägt wesentlich zum Operationserfolg bei. Nicht nur während der Operation spielt die Ausbildung und die Kompetenz der assistierenden Operationsschwester eine entscheidende Rolle, sondern auch die zureichende Schwester im Operationssaal (sogenannter Springer) und auch die Krankenschwestern, die die Betreuung nach der Operation übernehmen, sollten examinierte Krankenschwestern oder Intensivkrankenschwestern sein.

Es sind oftmals die Krankenschwestern, die nach einer Operation Alarm schlagen, sofern eine Komplikation droht oder es dem Patienten nicht gut geht. Wichtig ist hier besonders, dass Schwester und Patient sich in einer gemeinsamen Sprache gut miteinander unterhalten können. Eine klare und verständliche Kommunikation hilft Fehler zu vermeiden. In der Regel hilft hier die Frage, wo die Krankenschwestern zuvor gearbeitet haben, beziehungsweise ausgebildet wurden. Da Krankenschwestern oftmals nur nebenberuflich in Privatkliniken tätig sind, kann auch das Wissen um den primären Arbeitsort (zum Beispiel das benachbarte Klinikum) Auskunft über die Qualität des Pflegepersonals geben.

> **Der Rosengarten-Check**
>
> Die Praxisklinik am Rosengarten beschäftigt als Pflegepersonal nur examinierte Krankenschwestern mit jahrelanger Berufserfahrung. Bei uns gibt es keine studentischen Aushilfskräfte oder Schwesternschülerinnen, da wir penibel darauf achten, dass die Patienten immer durch examiniertes Personal betreut werden. Regelmäßige Fortbildungen und ein junges sowie maximal motiviertes Team helfen dabei, den Qualitätsstandart zu halten.

**Routine und Qualität der Nachbehandlungen**

Eine professionelle Planung und auch eine routinierte Durchführung der Operation stellen zwei wichtige Grundpfeiler eines guten Operationsergebnisses dar. Hiermit hört die Notwendigkeit einer ärztlichen Begleitung natürlich nicht auf, denn auch in der Phase nach der Operation gibt es wichtige Dinge zu bedenken. Selbstverständlich ist eine enge Betreuung vor allem in den ersten Tagen und Wochen nach der Operation extrem wichtig, aber auch Nachkontrollen nach sechs und zwölf Monaten gehören in der Praxisklinik am Rosengarten des ärztlichen Autors zum Standard.

> **Der Rosengarten-Check**
>
> Unsere Patienten werden in der ersten Phase nach der Operation (in der Regel die ersten 2–3 Wochen) sehr eng betreut. Neben regelmäßigen persönlichen Terminen bei Dr. Spanholtz haben alle Patienten die Möglichkeit, uns per Email, SMS und moderne Messenger-Systeme zu erreichen – egal zu welcher Tageszeit. Eine 24/7 Hotline verbindet unsere Patienten außerdem in dringlichen Situationen sofort mit dem Operateur persönlich. Eine Nachkontroll-Routine bis zu 12 Monaten ist Standard.

Bei Operationen im Ausland wird uns immer wieder berichtet, dass eine frühe Entlassung und Rückreise Standard ist. Mit etwas Glück sieht der Chirurg Sie als Patient noch am Folgetag. Hiernach reisen Sie in der Regel zurück und sind sich selbst überlassen. Dabei ist eine routinierte Nachkontrolle in der Frühphase mit dem Patienten zusammen extrem wichtig. Der Arzt muss die Wundheilung kontrollieren und optimieren, eine rechtzeitige und optimale Narbenpflege einleiten und dem Patienten Hilfestellungen bieten, sofern Fragen zu klären sind.

Immer wieder erleben wir, dass im Eifer des Gefechtes bestimmte Fragen nicht gestellt werden und der Patient froh ist, wenn er auch nach der Operation eine Möglichkeit hat, ohne großen Aufwand in der Klinik nachzufragen. Fragen dieser Art betreffen zumeist sportliche Aktivitäten, den Besuch von Sauna oder Solarium oder die Frage, wann Wasserkontakt beim Duschen mit der Wunde unproblematisch ist. Natürlich werden diese Fragen auch im Vorfeld der Operation, sowie unmittelbar nach der Operation mit dem Patienten besprochen, dennoch werden vom Patienten in der Aufregung manche Informationen nicht ganz verinnerlicht und es ist sehr wichtig auch nach dieser Zeit als Ansprechpartner zur Verfügung zu stehen.

Da die Aufenthaltszeiten im Ausland meist sehr kurz gehalten werden und eine Rückreise des Patienten oft am nächsten oder übernächsten Tag erfolgt, ist es wichtig für die Nachsorge eine Lösung anbieten zu können. Es gibt grundsätzlich zwei Möglichkeiten, auch nach dem Aufenthalt die Fragen kompetent beantwortet zu bekommen. Entweder bietet die Klinik eine entsprechende Hotline oder einen Ansprechpartner, an den sich der Patient in Deutschland jederzeit wenden kann, oder die Nachbehandlung findet durch einen ärztlichen Kollegen in Deutschland statt.

Aus unserer Erfahrung wissen wir, dass beide Lösungen problematisch sind, denn auf der einen Seite bieten viele Kliniken im Ausland diesen Service eben nicht an und auf der anderen Seite sind viele Kollegen in Deutschland nicht sehr motiviert, die Nachbehandlungen für eine billige Operation aus dem Ausland zu übernehmen.

Sie als Patient sollten in jedem Falle bei der Klinik direkt fragen, an wen man sich nach der Operation wendet, wenn Fragen oder Probleme entstehen. Außerdem sollten Sie Fachärzte für Plastische und Ästhetische Chirurgie nahe Ihrem Wohnort ausfindig machen, sodass Sie in Notsituationen einen Ansprechpartner haben. Auf diese Art und Weise sind Sie einigermaßen abgesichert, wenn Sie Hilfe nach der Operation benötigen. Da in Deutschland grundsätzlich das Prinzip „Keine ärztliche Leistung ohne Honorar" gilt, müssen Sie damit rechnen, dass eine Nachbehandlung bei einem deutschen Kollegen mit einem Honorar nach Gebührenordnung in Rechnung gestellt wird.

**Qualität der Hygiene und Sterilisation**

Im Operationssaal werden für die Operation und die Durchführung der Narkose sterile Instrumente benötigt. Größere Krankenhäuser, aber auch kleinere Privatkliniken verfügen daher oftmals über einen eigenen „Steri", also einen Raum, in welchem die Instrumente nach

Benutzung aufbereitet und sterilisiert werden. Hierunter versteht man die Herstellung einer keimfreien Oberfläche, sodass die Instrumente bei der nächsten Operation keinerlei Infektionen oder Verunreinigung hervorrufen können.

Das Vorhandensein eines eigenen Sterilisationsraumes kann umgangen werden, indem Instrumente an einen professionellen Anbieter ausgelagert werden. Grundsätzlich wird im Ausland identisch verfahren, dennoch lohnt sich eine Nachfrage, ob das Sterilisationsverfahren z. B. nach ISO-Norm standardisiert durchgeführt wird. Diese Frage zeigt der Klinik im Ausland zumindest, dass Sie ein informierter Patient sind, der es „etwas genauer" wissen möchte.

### Bezugsquellen und Qualität der eingekauften Medizinprodukte und Arzneimittel

Bei Operationen und Verfahren, bei welchen Implantate oder andere Fremdkörper in Ihren Körper eingebracht werden, ist es absolut wichtig zu erfahren, woher diese Implantate stammen. Wir sind immer wieder überrascht, dass Patienten nach der Rückkehr aus Ungarn oder Tschechien uns nicht sagen können, welches Implantat überhaupt verwendet wurde. Da es in der Vergangenheit immer wieder Fälle von minderwertigen Implantaten gab (bekannt wird wohl allen Lesern der Fall um Implantate aus Frankreich sein, bei dem minderwertiges Silikon verwendet wurde), sollten Sie sich im Vorfeld genau informieren, welches Material verwendet werden wird.

Wenn es um eine Brustvergrößerung geht, sollten Sie sich den Namen des Implantatherstellers geben lassen und schon im Vorfeld darauf hinweisen, dass Sie die Aushändigung eines Implantatpasses wünschen. In einem Implantatpass wird Hersteller, Größe und Form, sowie Seriennummern der jeweiligen Implantate notiert, sowie der Operateur, das Operationsdatum und die Lage im Körper dokumentiert (über/unter den Brustmuskel). Sollten Sie einen solchen Pass nicht von selbst bekommen, müssen Sie nachfragen, da ein Nachbehandler hier in Deutschland nur so erfahren kann, was genau verwendet wurde, wo das Implantat liegt und welcher Typ implantiert wurde.

Wird eine Hyaluronsäureinjektion oder eine Behandlung mit Botulinumtoxin A durchgeführt, ist es ebenfalls wichtig zu fragen, welche Medizinprodukte (Hyaluronsäure) beziehungsweise Arzneimittel (Botulinumtoxin) Verwendung finden. Sollte es im Nachgang zu Unverträglichkeiten oder einer unerwünschten Wirkung kommen, ist es absolut wichtig zu wissen, welche Präparate angewandt wurden, um dann richtig reagieren zu können. Notieren Sie sich also Hersteller und Präparatenamen, oder lassen sich einfach die leere Verpackung mitgeben. Ein Arzt, der hier nichts zu verbergen hat, wird Ihnen diese Bitte ohne Zweifel erfüllen.

> **Der Rosengarten-Check**
>
> Als Materialien werden in der Praxisklinik am Rosengarten lediglich Marktführer verwendet. Nach Möglichkeit greifen wir hierbei aus juristischen aber auch aus moralisch-politischen Gründen auf deutsche Hersteller zurück. Es gibt bei uns keine Billigangebote oder 2-für-1-Flyer oder sonst irgendwelche Maßnahmen, die uns intern dazu zwingen würden, preisfixiert einkaufen zu müssen. Denn eines ist auch klar: Preisgünstig ist oft „billig" und „billig" und Chirurgie sind spinnefeind.

## Checkliste: Operation im Ausland

Aus unserer langjährigen Erfahrung und den Patientenerfahrungen fassen wir in der folgenden Liste die Punkte zusammen, die Sie unbedingt beherzigen sollten, sofern Sie eine Schönheitsoperation im Ausland in Betracht ziehen. Es gibt einige Aspekte, auf welche bereits in der Suchphase geachtet werden sollte und einige Momente, in welchen Sie lieber Ihrem Bauchgefühl und weniger dem Reiz unerfüllter Wünsche erliegen sollten, um schlimme Ergebnisse oder Erlebnisse zu vermeiden.

Bitte bedenken Sie: Tritt ein Schadensfall ein, sind Sie also gezwungen, rechtlich gegen den behandelnden Arzt bzw. die Klinik vorzugehen, so ist der Gerichtsstand im Allgemeinen dort, wo der Schaden eingetreten ist. Dies bedeutet, dass Sie sich mit dem Rechtssystem eines europäischen oder sogar nicht-europäischen Auslands auseinandersetzen müssen. Im Zweifel lohnt es sich, vorab eine

Rechtsberatung in Deutschland in Anspruch zu nehmen, um Gewissheit zu haben, wie die rechtliche Ausgangssituation ist.

Wirbt eine ausländische Klink/Arzt aktiv in einer deutschen Zeitung oder mit deutschsprachigen Flyern, kann deutsches Recht gelten. Die reine Bewerbung der Leistung im Internet zieht eine Einzelfallentscheidung nach sich.

**Die Planungsphase – vor der ersten Beratung**

Prüfen Sie die Seite im Internet auf klare Zuständigkeiten wie z.B. die Zugehörigkeit der Ärzte zu Ärztekammern, Berufsverbänden, oder Fachgesellschaften. Lesen Sie das Impressum der Seiten und orientieren Sie sich, ob die Klinik von einer Firma, einer Einzelperson oder einer Kette betrieben wird. Dies hat Konsequenzen im Falle von Beschwerden, Schadensersatzforderungen oder Klagen.

Lesen Sie die Vita (Lebenslauf) des Facharztes und achten Sie hierbei besonders auf kontrollierbare Karriereabschnitte. In der Regel hilft es, den Namen des Arztes und seiner Ausbildungsstätten in Suchmaschinen zu suchen, um zu kontrollieren, ob Teile der Vita oder der ganze Lebenslauf erfunden beziehungsweise „modifiziert" wurden.

Informieren Sie sich über die Fachgesellschaften für Plastische Chirurgie in den jeweiligen Ländern. In Deutschland ist hierfür zum Beispiel die Deutsche Gesellschaft für Plastische-, Rekonstruktive- und Ästhetische Chirurgie zuständig (www.dgpraec.de). Genau so gibt es in anderen Ländern entsprechende Gesellschaften, über welche Sie die Mitgliedschaft des behandelnden Arztes nachvollziehen können.

Durchsuchen Sie Patientenplattformen nach Erfahrungen mit dem Arzt, für welchen Sie sich interessieren. Wenn Sie einen Patienten finden, der die identische Operation bei diesem Arzt hat durchführen lassen, ist es ratsam, diesen Patienten persönlich zu kontaktieren, falls die Plattform dies erlaubt. Ein direkter Kontakt zu einem Patienten ist natürlich wesentlich glaubwürdiger und aufschlussreicher, als einige allgemein formulierte Lobeshymnen.

Kommt es nach dem ersten Kontakt zu der Klinik beziehungsweise dem behandelnden Arzt zu einer Situation, bei welcher eine

Indikationsstellung (mit Festlegung der operativen Technik, Implantatgröße etc.) über das Telefon oder Videotelefonie erfolgen soll, sollten Sie von dem Angebot Abstand nehmen. Diese Entscheidungen können nur in einem direkten Arzt-Patienten-Termin getroffen werden.

Die Kommunikation sollte schon in der Planungsphase in Ihrer eigenen Sprache erfolgen. Sie sollten während dieser Phase das Gefühl haben, dass Sie inhaltlich und emotional auf der anderen Seite verstanden werden und Ihre Fragen vollumfänglich beantwortet werden. Die Kommunikation in dieser Planungsphase muss nicht notwendigerweise durch den Arzt erfolgen, dennoch sollten sein Team und seine Vertreter Ihre Sprache vollständig beherrschen, sodass Sie sich gut betreut und beraten fühlen.

**Die ärztliche Beratung – vor der Operation**

Vor allem anderen: Folgen Sie Ihrem Herzen! Wenn Sie beim Kennenlernen des Arztes im Rahmen des ersten Beratungsgespräches keine Sympathie empfinden und sich nicht zu 100 % wohlfühlen, seien Sie sich nicht zu schade und gestehen Sie sich ein, dass dies nicht der richtige Arzt für Sie ist. Führen Sie die Beratung wohlerzogen zu Ende und suchen Sie sich eine Alternative. Sie sind niemandem verpflichtet, die Operation durchführen zu lassen!

Sprechen Sie mit Ihrem Arzt über die Operation und fordern Sie diesen heraus, Ihnen Details ausführlich zu erklären. Eine Information über knifflige Aspekte der Operation kann Ihnen helfen, die richtigen Fragen zu stellen. Fragen Sie Ihren Arzt vor allem, was im Falle von Komplikationen oder Problemen nach der Operation passiert. Verbraucherzentralen empfehlen, mit dem behandelnden Arzt ein Dokument zu verfassen, welches die Kosten einer Nachbehandlung etc. regelt.

Wenn Ihr Arzt im ersten Gespräch zeitlichen Druck aufbaut und Sie zu einer schnellen Operation drängt, stehen Sie auf und verlassen Sie die Klinik. Jeder Patient sollte in Ruhe über eine Operation nachdenken und in jedem Falle eine oder zwei Nächte darüber schlafen. Die Aufklärung soll mindestens 24 Stunden vor dem Eingriff durch den Operateur persönlich erfolgen. Eine Aufklärung über eine größere Operation am Vorabend ist nach deutscher Rechtsprechung zu kurz bemessen. Diese Regelung hat schon ihren Sinn: Sie verhindert überhastete Entscheidungen nicht rückgängig zu machender Operationen.

Fragen Sie Ihren Arzt, ob Sie eine zweite Meinung durch einen anderen Kollegen der Klinik hören dürfen. Hier können Sie überprüfen, in welchem Verhältnis er zu seiner Klinik und seinen Kollegen steht und inwieweit er sich in seiner eigenen Entscheidung fachlich sicher fühlt. Fragen Sie genau, wie lange die Operation und die Narkose dauert und wann Sie frühestens zurückfliegen dürfen.

Grundsätzlich empfehlen wir die folgende Anzahl der Tage nach der Operation, bevor ein Flug angetreten werden sollte:
- Brustvergrößerung: 1–2 Tage
- Brustverkleinerung/-straffung: 2–3 Tage*
- Oberlider/Unterlider: 1–2 Tage
- Facelift: 5–7 Tage
- Fettabsaugung: 3–4 Tage*
- Bauchdeckenstraffung: 5–7 Tage*
- Oberschenkelstraffung: 5–7 Tage*
- Oberarmstraffung: 2–3 Tage

---

\* Bedenken Sie, dass eine Heparinisierung nach Rücksprache mit Ihrem Arzt sinnvoll sein kann. Dabei handelt es sich um eine Injektion in die Bauchhaut, die Sie selber durchführen können, bei der das Blut etwas verdünnt wird. Dies schützt Sie vor Gerinselbildungen, sogenannten Thrombosen.

# 4
# Weitere rechtliche Aspekte einer Auslandsbehandlung

## Wie ist die Rechtslage bzgl. Krankenkassen und Honorarübernahme?

Üblicherweise werden die Kosten von Schönheitsoperationen von Krankenkassen nicht übernommen. Die Allgemeinheit der Versicherten muss korrekterweise nicht für die Schönheitsideale des Einzelnen zahlen. Ein Arzt, zu welchem Sie sich begeben, berät Sie auch über die Möglichkeiten der Kostenübernahme durch eine Krankenkasse. Es muss Ihnen im Regelfall allerdings eine psychische Belastung entstanden sein, sodass die Krankenkasse über eine medizinische Indikation nachdenkt. Ohne die entsprechende medizinische Notwendigkeit werden Sie davon ausgehen können, dass eine Kostenübernahme nicht stattfinden wird.

Am ehesten ist noch davon auszugehen, dass zum Beispiel die Kosten einer Brustverkleinerung übernommen werden, wenn sich durch die Größe der Brüste andere Beschwerden ergeben haben. Beispielsweise kann es sich um Rückenschmerzen handeln. Bei der Vergrößerung von Brüsten ist eine Kostenübernahme nahezu ausgeschlossen. Anders könnte es sich darstellen bei einem Brustaufbau nach einer Krebserkrankung. Hier könnte wiederum eine Kostenübernahmepflicht der Krankenversicherung vorliegen.

Ferner könnte bei Hautkorrekturen eine Übernahmeverpflichtung der Krankenkasse vorliegen, wenn vorher bösartige Hautveränderungen vorgelegen haben. Auch im Falle von Narben, welche deutlich verbreitert sind und funktionell beeinträchtigen, kann eine Kostenübernahmeverpflichtung der Krankenkasse in Einzelfall ausgelöst werden. Häufig ist dies der Fall bei einer Narbe nach einer Geburt mit Kaiserschnitt. Es kommt allerdings immer auf den Einzelfall an.

Vor der Operation kann und sollte mit der Krankenkasse geklärt werden, ob diese für Kosten aufkommt. Ob sie privat oder gesetzlich krankenversichert sind, spielt in diesem Zusammenhang keine Rolle. Die Entscheidung über eine medizinische Indikation muss in den meisten Fällen als individuelle Entscheidung durch die Krankenkassen und den medizinischen Dienst der Krankenkassen getroffen werden. Sie können nicht davon ausgehen, dass eine Kostenübernahme erfolgt, auch wenn Sie und der Arzt der Meinung sind, dass dies der Fall sein sollte. In jedem Falle ist es ratsam, sich eine schriftliche Bestätigung der Kostenübernahme von der Krankenkasse schicken zu lassen, um eine Sicherheit schriftlich vorliegen zu haben.

## Was unterscheidet EU und nicht EU?

In Deutschland gilt grundsätzlich die freie Therapeutenwahl – also Arztwahl. Somit kann ein kranker Mensch seinen Therapeuten, in welcher Medizinrichtung auch immer, frei wählen. Nur in speziellen Fällen kann diese Wahl eingeschränkt werden. So müssen Versicherte gesetzlicher Krankenkassen im Regelfall erst einmal den Hausarzt aufsuchen, bevor eine Überweisung zu einem Spezialisten stattfinden kann.

Die meisten Versicherungen sind jedoch nicht verpflichtet Leistungen zu erstatten, welche im Ausland erbracht werden. Dies ergibt sich daraus, weil Krankenversicherungen im Regelfall nur Leistungen zu erstatten haben, welche medizinisch notwendig sind. Selbstredend kann auch bei einem Auslandsaufenthalt die Notwendigkeit einer medizinischen Behandlung vorliegen. Allerdings dürfte es sich dabei um Notfälle handeln. Spätestens wenn dort umfangreiche Operationen durchgeführt werden, welche auf ein Beschwerdebild zurückgehen, welches schon vor dem Auslandsaufenthalt vorgelegen hat, werden Krankenkassen skeptisch und verweigern üblicherweise die Zahlung. Sollte sich der Patient dann dagegen wehren, wird der Fall in der Regel an den Medizinischen Dienst der Krankenkassen (MDK) weitergegeben, welcher die Sachlage dann klärt. Sofern eine medizinische Notwendigkeit gerade zum Zeitpunkt des Auslandsaufenthaltes nicht vorgelegen hat, wird der Patient auf den Kosten sitzen bleiben.

Krankenversicherungen sind ferner eher gewillt Kosten eines deutschen Arztes zu übernehmen, als die eines ausländischen Kollegen. Dies mag auch auf die erwartete Qualität der Behandlung zurückzuführen sein. Laut und ausdrücklich ist eine solche Begründung von Krankenkassen selbstverständlich nicht zu vernehmen. Ob eine Operation dann innerhalb der EU oder außerhalb stattgefunden hat, spielt praktisch keine wirkliche Rolle mehr. In beiden Fällen muss üblicherweise davon ausgegangen werden, dass eine Erstattung nicht erfolgen wird.

# 5

# Verpfuscht und zugenäht! Wer hilft, wenn alles schiefgegangen ist?

## Direkt nach der Operation – Woran erkenne ich, dass etwas nicht richtig ist?

Eine wesentliche Aufgabe des Plastischen Chirurgen ist es, seine Patienten in der postoperativen Phase (die Zeit nach der Operation) zu begleiten und Ängste und Ungewissheit in dieser Phase mit Zuwendung und Sachinformationen zu beseitigen. Hierfür ist das in diesem Buch mehrfach als wichtig herausgestellte Arzt-Patienten-Verhältnis eine absolute Voraussetzung.

Während der Plastische Chirurg zwar täglich operiert und die meisten Komplikation aus der Routine kennt und beurteilen kann, ist die Operation für den Patienten zumeist ein erstmaliges und – im wahrsten Sinne des Wortes – einschneidendes Erlebnis. Auch in Deutschland, aber mehr noch in Nord- und Südamerika ist es üblich, ästhetische Eingriffe ambulant (Entlassung am Tag der Operation) oder kurzstationär (Entlassung am Folgetag) zu konzipieren. Tagelange oder gar wochenlange Aufenthalte in Krankenhäusern sind nicht wirtschaftlich und von vielen Patienten auch nicht gewünscht. Dies hat zur Folge, dass viele Operationen zu Hause vor dem Badezimmerspiegel begutachtet und bewertet werden müssen. Ist ein blauer Fleck am Rücken normal, auch wenn die Brust gestrafft wurde? Eine leichte Rötung um die Wunde: Entzündung oder nur eine normale Folge des Schnittes? Sind stechende Schmerzen nach einer Liposuktion (Fettabsaugung) normal und was ist diese komische Verhärtung unter der Haut?

Mit diesem Problem haben Patienten überall auf der Welt zu kämpfen und sie werden manchmal besser, manchmal schlechter von ihrem Arzt dabei begleitet. Die Situation bei Schönheitsoperationen im Ausland ist dabei noch dramatischer, denn hier sind Aufenthalte auf eine Minimalzeit reduziert, um Kosten zu sparen. Personal ist selten als geduldiger Ansprechpartner verfügbar und wenn doch, hindert oft die Sprachbarriere den verängstigten Patienten daran, aus seiner Sicht „dumme" oder „nervige" Fragen zu stellen. In der Folge möchten wir einen kurzen Überblick geben, bei welchen Befunden Sie unbedingt einen Arzt kontaktieren müssen (egal wo Sie sich befinden), welche Folgen nach einer Operation hingegen als normal anzusehen sind, und wie Sie mit dem Verdacht umgehen, dass Ihre Operation im Ausland (oder Inland) verpfuscht wurde.

**Dringliche Komplikationen nach Operationen, die Sie nicht ignorieren dürfen**

Unabhängig von der Art der Operation können einige Frühkomplikationen bei jeder Operation auftreten und sollten keinesfalls ignoriert werden. Hierzu zählen zum Beispiel eine schnelle und plötzliche Änderungen eines Zustandes, z. B. die rasche Zunahme einer Schwellung oder eines Spannungsgefühls. Grund hierfür können zum Beispiel Nachblutungen oder eine beginnende Entzündung sein.

Sofern Sie im Ausland operiert wurden, ist es natürlich schwierig, die jeweilige Situation korrekt einzuschätzen. Eine Hilfe der behandelnden Ärzte können Sie nicht in Anspruch nehmen, da diese nun weit weg sind. Sie möchten aber auch nicht wegen einer unnötigen Sache hier in Deutschland einen Facharzt für Plastische und Ästhetische Chirurgie konsultieren? Eine schwierige Situation!

Ohne Anspruch auf Vollständigkeit haben wir in der folgenden Übersicht wichtige Symptome zusammengestellt, die Sie bei sich selbst bemerken können und die zur Konsultation bei einem Facharzt führen sollten. Es ist wichtig, die folgenden Symptome nicht zu ignorieren, sondern springen Sie bitte über ihren Schatten, verlieren Sie keine Zeit und kontaktieren Sie einen Arzt in Ihrer Nähe!

**Der Rosengarten-Check**

Auch wenn die Standards in der Klinik des ärztlichen Autors sehr hoch sind, so kennen wir die Komplikationen doch auch aus eigener Erfahrung und sei es nur durch die im Ausland operierten Patienten, die uns in ihrer Notsituation kontaktieren. Für unsere eigenen Patienten haben wir daher eine feste Routine: Jeder Patient erhält eine Notfallnummer, über welche er 24 Stunden am Tag inklusive der Wochenenden und Ferientage einen Arzt erreichen kann. Alternativ können unsere Patienten auch über die Nummer der Klinik anrufen und werden mit einem Arzt verbunden. Kommunikation ist in diesen Situationen das Wichtigste, weshalb wir diese Routine streng einhalten.

### Schwellung (ohne Rötung und ohne Überwärmung)

Kommt es in den ersten Tagen nach einer Operation zu einer rasch (innerhalb von Stunden) zunehmenden Schwellung im Operationsgebiet, kann ein Bluterguss (Hämatom) hierfür verantwortlich sein. Dies alleine ist keine dramatische Komplikation, da Hämatome nach jeder Operation vorkommen. Ab einem bestimmten Ausmaß sollte allerdings ein Arzt einen Blick darauf werfen. Wenn also das Spannungsgefühl im Operationsgebiet sehr stark wird, oder der gesamte Bereich sich von der Hautfarbe her verändert, die Wundränder auseinanderweichen oder sich Blut über die Wunde entleert, sollten Sie einen Arzt aufsuchen.

### Schwellung mit Rötung oder mit Überwärmung

Eine solche Veränderung ist ein Hinweis auf eine (bakterielle) Entzündung. Sie können die Symptome mit einem Wespenstich vergleichen. Sollte sich also ein Gebiet rasch aufwärmen, pochen und gerötet anschwellen, so kann dies Hinweis auf eine bakterielle Infektion sein. Eventuell benötigen Sie eine erneute Operation oder eine Antibiose. In jedem Falle ist es ratsam, einen Arzt zu kontaktieren.

### Schmerzen in der Wade

Da Sie im Rahmen einer Operation länger immobil sind, also liegen oder sitzen aber nicht zu viel herumlaufen, kann es in der Folge zu einer so genannten Thrombose kommen. Hierunter versteht man, dass Blut im Gefäß (Vene) gerinnt, also fest wird und das Gefäß verstopft.

Dies ist zumeist an der unteren Extremität, also den Beinen, der Fall. Diese Komplikation äußert sich durch einen rasch auftretenden Schmerz in der Wade, welcher bei Dehnung der Wade zunimmt. In jedem Falle ist eine zeitnahe Abklärung durch einen Arzt erforderlich.

> **Der Rosengarten-Check**
>
> In der Praxisklinik am Rosengarten erhält jeder möglicherweise betroffene Patient vor und vor allem nach der Operation eine so genannte Thromboseprophylaxe. Diese auch als Thrombosespritze bekannte tägliche Injektion in die Bauchhaut oder Oberschenkelhaut wird nach Instruktion durch den Patienten selber, oder durch einen Angehörigen durchgeführt. Wir hatten hierdurch in all den Jahren nicht einen einzigen Fall einer Thrombose zu verzeichnen.

**Plötzlich auftretende Atemnot (Luftnot)**
Als Folge der oben beschriebenen Thrombose kann es zu einer Verstopfung der Lungengefäße, einer so genannten Lungenembolie kommen. Diese extrem seltene, aber auch extrem gefährliche Komplikation muss sofort und unverzüglich ärztlich behandelt werden. Sollten Sie zum Beispiel nach einer Fettabsaugung plötzlich Luftnot oder Atemnot verspüren, ist die sofortige Aufnahme in ein Krankenhaus (Notaufnahme) angezeigt. Hier gilt es, keine Zeit zu verlieren.

**Blutende oder aufgerissene Operationswunde**
Immer wieder kommt es dazu, dass Operationswunden durch ungünstige Bewegungen oder Einflüsse von außen der Spannung nicht standhalten und die Naht aufgeht. Dies ist an sich keine dramatische Situation, sofern die Wunde verhältnismäßig klein und steril abgedeckt ist. Nichtsdestotrotz: Bemerken Sie ein Aufreißen der Wunde oder sehen Sie das Auseinanderklaffen der Wundränder, sollten Sie zeitnah einen Arzt kontaktieren.

**Die richtige Narbenpflege nach der Operation**
Bei Patienten der Praxisklinik am Rosengarten legen wir sehr viel Wert auf eine optimale Pflege der frischen Operationsnarbe. Es ist in der Regel am einfachsten, die Narbe in der frühen Phase zu op-

timieren, da diese am Anfang besonders auf eine Narbenbehandlung reagiert. Wir stehen unseren Patienten hier mit Rat und Tat zur Seite, geben Anleitungen, wie eine optimale Pflege aussieht und helfen bei der Suche nach geeigneten Produkten. Falls Sie sich in diesem Punkt jetzt beim Lesen dieser Zeilen nicht optimal betreut fühlen und wissen möchten, was Sie für die Narbenpflege tun können, kontaktieren Sie den ärztlichen Autor direkt. Gerne können wir gemeinsam Ihre Lage besprechen, auch wenn Sie nicht bei uns operiert worden sind.

**Leichte Komplikationen nach Operationen, die Sie mit Ihrem Arzt besprechen sollten**

Natürlich gibt es auch zahlreiche Folgen und Komplikationen einer Operation, die für den Patienten einen bedrohlichen Charakter haben, für den Arzt selber aber eher als normale Folgen angesehen werden.

Kommt es zum Beispiel zu Störungen des Hautempfindens (Sensibilitätsstörungen) im Operationsgebiet, so ist dies als normale Folge bei jeder Operation der Fall. Hier ist nichts Anderes zu tun, als dass darauf gewartet werden muss, dass die Nerven wieder in das Operationsgebiet einwachsen und das Gefühl in der Haut zurückkehrt. Auch kleinere Schwellungen, Dellen, Hügel oder sonstige kleinere Asymmetrien kommen nahezu nach jeder Operation vor. Auch sie sind kein Grund, panisch einen Arzt zu konsultieren, da sie großen Änderungen unterliegen und oftmals über die Wochen oder Monate hinweg verschwinden. Ein nicht zufriedenstellendes Narbenbild sollte Sie als Patient in der ersten Phase nach der Operation auch nicht beunruhigen. Eine Narbe braucht sehr lange, bis sie gereift und unauffällig ist. Allerdings können Sie einiges dafür tun, das Narbenbild selbst zu verbessern. Hierzu gibt es reichlich Informationen.

Jucken oder Brennen, welches phasenweise im Operationsgebiet vorkommt, ist ebenfalls eine normale Folge einer Operation. Es kann sogar ein Zeichen auf Wundheilung sein und sollte Sie daher eher positiv als ängstlich stimmen. Diese Aufzählung ließe sich unendlich fortsetzen, doch möchten wir an dieser Stelle abschließend einen grundsätzlichen Ratschlag geben: Wenn Sie nicht sicher sind, ob eine

Änderung an Ihrem Zustand schlecht, bedrohlich oder medizinisch gefährlich sein könnte: Kontaktieren Sie einen Arzt! Lieber lächelt dieser einmal kurz und beruhigt Sie mit ein paar erfahrenen Worten, als dass Sie in Ihrer Unsicherheit zu Hause schlaflose Stunden verbringen. Versuchen Sie im Zweifel zunächst einmal Ihren Arzt im Ausland zu kontaktieren, und wenn dieser nicht erreichbar ist, zögern Sie nicht und treten mit einem Arzt in Deutschland in Kontakt.

## Wie halte ich am besten Kontakt zu dem behandelnden Arzt im Ausland?

Wenn Sie erst einmal das Land verlassen haben, in welchem die Operation stattfand und die dortige Klinik und Ihr Chirurg dem Arbeitsalltag der folgenden Operationen unterliegen, ist es kompliziert, den Kontakt zu halten. Wichtig ist in diesem Zusammenhang, dass Sie bereits bei der Kontaktaufnahme fragen, welches das bevorzugte Kommunikationsmittel darstellt (E-Mail, Telefon, Mobiltelefon) und wer genau Ihr Ansprechpartner in welcher Phase der Behandlung ist. Bitte nicht vergessen: Nicht die Operation alleine stellt aus ärztlicher und juristischer Sicht die „Behandlung" dar, sondern eine vernünftige und fundierte ärztliche Behandlung inkludiert die Vorgespräche, die Operation und die Nachkontrollen.

Bei uns in der Praxisklinik am Rosengarten erfolgen Nachkontrollen in der Regel bis zu einem Zeitpunkt von 12 Monaten. Dies sollte auch für Behandlungen im Ausland gelten. Verschaffen Sie sich also Zugang zu den optimalen Kommunikationskanälen und speichern Sie Kontaktdaten der wichtigsten Ansprechpartner am besten online oder im Mobiltelefon ab – oder am besten beides, da Ihnen ein Mobiltelefon auch immer abhanden kommen kann und es sinnvoll ist, diese Daten auch sicher zu hinterlegen.

## Was tun, wenn sich der Arzt im Ausland verweigert oder nicht erreichbar ist?

Auch hier gilt: Planen Sie ein wichtiges Gespräch mit dem behandelnden Arzt oder seinem Sekretariat, machen Sie sich im Vorfeld Notizen, was Sie fragen möchten und notieren Sie sich die Antworten während des Gesprächs im Sinne eines Gedächtnisprotokolls.

Absolut ratsam ist es, dass ein Vertrauter (Ehemann, Freund oder Familienangehöriger) das Gespräch mit anhört und die notierten Punkte bestätigen kann. Dem Arzt sollte auch mitgeteilt werden, wer „mithört". Immer wieder haben wir erfahren, dass mündlich getroffene Aussagen zu medizinischen Sachverhalten vom Patienten und/oder Arzt falsch verstanden wurden und diese im Nachhinein nicht rekonstruierbar sind. 4 Ohren hören in der Regel mehr als 2 – daher sollten Sie stets jemanden mit in die Gespräche integrieren.

Eine zweite wichtige Regel ist, dass Sie neben einer guten Dokumentation der Ereignisse auch regelmäßig Fotos anfertigen sollten, um den Heilungsprozess zu dokumentieren und den Verlauf im Falle von Unklarheiten griffbereit zu haben – in Wort und Bild. Wenn Sie den Arzt im Ausland nach der Operation telefonisch oder per E-Mail (besser, da dokumentiert!) kontaktieren, hat dies meist den Grund, dass – zumindest aus Ihrer Sicht – ein Klärungsbedarf in Bezug auf einen unklaren Sachverhalt besteht. Mit anderen Worten: Sie haben eventuell den Eindruck, als stimme etwas mit dem Heilungsverlauf oder Ergebnis nicht und möchten sich hierzu mit dem Arzt verständigen. Es kann hier sinnvoll sein, vor dem Gespräch Fotos des Resultats per E-Mail an den Arzt zu senden, damit er sich ein Bild vom Ergebnis machen kann und vielleicht schon einige Gedanken fassen kann, was für das Lösen eines Problems notwendig wäre.

Klassisches Beispiel: Sie haben sich im Ausland einer Brustverkleinerung unterzogen und nach 3 Wochen den Eindruck, dass die Brüste unterschiedlich groß sind. Sie würden dies gerne dem Arzt mitteilen und ihn fragen, wie er die Situation einschätzt. Sie rufen mehrfach in der Klinik unter der Zentralnummer an und bekommen mitgeteilt, dass der Arzt sich in Behandlungen oder Operationen befindet. Sie schreiben eine E-Mail, bekommen aber keine Antwort und nach vier Tagen schließlich erreichen Sie den Arzt. Sie schildern Ihren Eindruck der unterschiedlich großen Brüste. Der Arzt rät Ihnen, abzuwarten, da sich dieser Unterschied im Laufe von 6–12 Monaten ausgleichen würde. Er bittet Sie, sich dann wieder zu melden, sofern dann noch Gesprächsbedarf bestünde.

Auf diese Art wurden Sie zwar beruhigt, dennoch mit Ihrem Problem alleine gelassen. Eine Antwort auf Ursachen und Gründe haben Sie nicht bekommen, Tipps, wie man das Problem beeinflussen oder sogar mittels einer Korrektur später eventuell verbessern kann, haben Sie auch nicht gehört. Dies führt zu einer hohen Frustration des Patienten, der ja schließlich kein Experte im Fach ist und neben einer Beruhigung auch eine Erklärung erwarten darf. Immer wieder hören wir auch die Ausflüchte, dass die Operation „technisch nicht anders zu machen war" und der Bauchnabel im Rahmen der Bauchdeckenstraffung entfernt werden musste, oder, dass Brustimplantate bei dieser Brust nicht hätten tiefer gesetzt würden können, da der Muskel ungewöhnlich verlaufe. Natürlich möchten wir den Kollegen nicht unterstellen, alle angeführten Erklärungen seien Ausflüchte, dennoch bleibt auch bei dem verunsicherten Laien oftmals ein komisches Gefühl.

Eine Möglichkeit besteht immer darin, einen persönlichen Termin mit dem behandelnden Arzt auszumachen, um die Fragen persönlich miteinander zu besprechen. Dies ist in der Regel der beste und sinnvollste Weg, setzt aber voraus, dass das Arzt-Patienten-Verhältnis ungetrübt und unbeschädigt ist und Sie nach wie vor voller Zuversicht sind, dass der Arzt der beste Ansprechpartner für Ihr individuelles Problem ist. Es setzt allerdings auch voraus, dass Sie den Ort im Ausland noch einmal bereisen können, also die zeitlichen und finanziellen Mittel haben, eine erneute Fahrt oder einen erneuten Flug dorthin zu unternehmen. Die alternative Lösung, wenn Sie den Kontakt zum Erstbehandler nicht herstellen können oder wollen: Wenn Sie verunsichert sind und das Gefühl haben, dass der behandelnde Arzt nicht ehrlich ist, Sie ihn nicht gut verstehen oder die Begründungen nicht nachvollziehen können, möchten wir Ihnen dazu raten, sich eine weitere Meinung anzuhören.

In unserer Praxisklinik sehen wir jede Woche mehrfach vorbehandelte Patienten, die uns um eine fachliche Einschätzung bitten. Die Erarbeitung der medizinischen Vorgeschichte mit anschließender körperlichen Befunderhebung und Besprechung der bestehenden Möglichkeiten, das Ergebnis zu verbessern, wird in Deutschland seriös über die Gebührenordnung der Ärzte (GOÄ) abgerechnet. Eine gute Investition, denn so bekommen Sie neben einer zweiten Meinung auch einen Ansprechpartner aus ärztlicher Seite in Deutschland.

Selbstverständlich werden auch einige wenige Kollegen die Nase rümpfen, wie man eine „solche Dummheit" machen konnte und Ihnen Vorhaltungen machen oder die Behandlung ablehnen, aber im Großen und Ganzen können Sie davon ausgehen, dass Plastische Chirurgen in Deutschland alles dafür tun werden, Ihnen zu helfen. Natürlich wird dieser Arzt darauf achten, exakt zu dokumentieren, welcher Befund vorliegt, dieses auch mit Fotos belegen zu können, falls im Laufe der Betreuung Fragen oder Probleme entstehen.

## Welche Kosten entstehen eventuell bei einer Folgebehandlung in Deutschland?

Diese Frage ist leider nicht pauschal zu beantworten, da die Kosten nach dem Aufwand der Behandlung errechnet werden. Grundsätzlich gilt auch hier, dass die Gebührenordnung der Ärzte für eine Behandlung in Deutschland die Grundlage der Honorierung darstellt. In anderen Worten wird der behandelnde Facharzt für Plastische Chirurgie seinen Aufwand anhand der GOÄ-Ziffern berechnen.

Aus der persönlichen Erfahrung wissen wir, dass es durchaus ärztliche Kollegen gibt, die die Korrektur einer im Ausland durchgeführten Operation grundsätzlich ablehnen. Der Hintergrund ist folgender: Moralisch wie auch rechtlich besteht in dem Moment eine Verantwortung beziehungsweise Haftung, sobald eine ärztliche Behandlung übernommen wurde. Da Korrekturoperationen grundsätzlich wesentlich komplizierter sind als Erstoperationen, hat der zweite Chirurg oft Bedenken, inwieweit ein schlechtes Ergebnis in seine Verantwortung übergeht. Besteht eine dringliche Indikation beziehungsweise eine Notindikation, ist die Sachlage natürlich anders und es muss unverzüglich gehandelt werden. Dies ist zum Beispiel der Fall, wenn eine Wunde eitert oder ein Implantat offen liegt. Hier ist das Wohl des Patienten natürlich oberste Priorität. Es gibt aber andere Fälle aus der Realität, in denen eine Weiterbehandlung für den Arzt ein hohes Maß an Verantwortungsbewusstsein voraussetzt.

> **Der Rosengarten-Check**
>
> Ein konkretes Beispiel aus der Praxis: Eine Patientin unterzog sich in Ungarn einer Brustvergrößerung beidseits. Die junge, dünne Frau entschied sich für 465 ml Implantate mit runder Form. Die Implantate sollten submuskulär, also unter den Brustmuskel platziert werden. Die Operation wurde wie geplant durchgeführt und die Patientin stellte sich sechs Wochen nach erfolgter Operation in der Praxisklinik am Rosengarten vor, um eine Zweitmeinung zu erhalten. Die Implantate waren vollständig auf verschiedenen Höhen platziert, was zur Folge hat, dass das Dekolleté, die Unterbrustregion und auch die Brustwarzen vollständig asymmetrisch zueinander standen. Der erfahrene Facharzt für Plastische Chirurgie erkennt natürlich sofort, dass die so genannte Implantathöhle nicht symmetrisch präpariert wurde. Dies stellt für die Revision beziehungsweise für die Korrekturen ein relativ großes Problem dar, da eine zu weit nach oben angelegte Höhle nicht ohne weiteres geschlossen werden kann. Wenn man sich aber für die Korrektur entscheidet, wird die Patientin natürlich von uns erwarten, dass wir das leisten können, was wir „versprechen". In diesem Falle haben wir uns für die Operation entschieden (dies tun wir in etwa 70 % der Korrekturfälle) und das Ergebnis ist zur vollständigen Zufriedenheit der Patientin ausgefallen.

Unabhängig davon, ob ein Arzt sich mit der Korrektur einer voroperierten Patientin wohl fühlt oder nicht, ist er in Deutschland gezwungen, die Abrechnung nach Gebührensatz zu veranlassen, sofern er die Operation übernimmt. Der Steigerungsfaktor hingegen ist in gewissem Rahmen frei wählbar, somit kann es schnell sein, dass die Gesamtkosten einer solchen Operation höher liegen als üblicherweise, da auch der Aufwand höher ist. Aus eigener Erfahrung wissen wir, dass die Kosten sowieso höher liegen müssen als der erste Eingriff, da dieser ja sowieso durch die Bedingungen im Ausland sehr preisgünstig ausgestaltet war.

## Welcher Arzt ist für die Gesamtbehandlung haftbar zu machen, falls in Deutschland korrigiert wird?

Im Medizinrecht haftet üblicherweise der, welcher einen Behandlungsfehler verursacht hat. Dabei ist jedoch zu berücksichtigen, dass dieser Fehler auch schuldhaft verursacht worden sein muss. Im Regelfall liegt die Beweislast eben auch beim Patienten, welcher beweisen muss, dass es zu einer Fehlbehandlung gekommen ist. Im deutschen Rechtssystem wird davon nur eine Ausnahme gemacht, sofern ein grober Behandlungsfehler möglich erscheint. In einem solchen Fall ist der Arzt dazu verpflichtet sich zu exkulpieren, wenn er nicht haften möchte.

Selbstverständlich ist der Operateur, welcher versucht die Fehlbehandlung des Vorherigen zu korrigieren, nicht für die Fehler des vorherigen Operateurs heranzuziehen. Allerdings muss dem zweiten Operateur bewusst sein, dass er möglicherweise eine sehr aufwendige Operation durchzuführen hat. Insbesondere muss er darauf gefasst sein, dass aufgrund der fehlerhaften Vorbehandlung Probleme auftreten können, die bei der Erstbehandlung unwahrscheinlich sind. Üblicherweise wird er sich besonders viel Mühe geben den Patienten ordnungsgemäß und umfangreich aufzuklären, damit dem Patienten auch bewusst wird, dass es ohne Weiteres zu Nebenwirkungen und Komplikationen kommen kann und diese darüber hinaus wesentlich wahrscheinlicher sind als bei der Erstoperation. Unter dem Strich lastet auf den Schultern des korrigierenden Operateurs eine größere Verantwortung, als auf den Schultern des ersten Operateurs.

Jedenfalls ist der zweite Operateur dazu verpflichtet, eine ordnungsgemäße Operationsleistung zu erbringen. Dabei muss er mit den Gegebenheiten leben, die sich ihm bieten. Sollte er dann selbst nicht nach den Regeln der ärztlichen Kunst behandeln, so könnte auch ihn die Haftung treffen. Allerdings müsste eine solche ihm auch nachgewiesen werden. Alles in allem besteht deshalb zwar Verständnis dafür, dass manche Operateure Fehler anderer Ärzte nicht korrigieren wollen, nur kann dies einzig davon herrühren, dass man weniger Interesse an einem hochkomplizierten Fall hat, als dass man sich Angst über ein höheres Haftungsrisiko machen müsste.

## Sollte ich mich an die Medien wenden?

Es ist ganz nachvollziehbar, dass Ihre Empörung als gefühlt „verpfuschter Patient" riesig ist und auch ein wenig Wut sich unter die Enttäuschung, Angst und Ungewissheit gemischt hat. Dieser Gefühlscocktail ist allerdings nicht immer der beste Ratgeber, daher heißt es besonders in dieser schwierigen Situation, einen kühlen Kopf zu bewahren.

Dennoch werden Sie zu bestimmten Zeiten auch den Impuls verspüren, die „Sache öffentlich zu machen", da Sie jedem von der Ungerechtigkeit erzählen wollen, die Ihnen wiederfahren ist. Wer kennt sie nicht? Die unzähligen, wunderbar-gruseligen Shows im Privatfernsehen: Vermeintliche Skandale werden aufgedeckt, den armen, betrogenen Menschen wird geholfen, mafiöse Strukturen werden aufgedeckt und die ganze Wahrheit ans Licht gezogen ...

Egal wie diese Sendungen alle heißen: Die meisten verfolgen das Ziel reißerischer und beileibe nicht immer wahrheitsgetreuer Berichterstattung. Natürlich haben auch wir in der Praxisklinik am Rosengarten wöchentlich Anfragen aus den Medien und auch schon das ein oder andere Projekt ausgewählt und partizipiert. Je nach Sendeformat lassen sich in wenigen einzelnen Fällen sogar Dinge erreichen. Im Großen und Ganzen möchten wir an dieser Stelle aber davon abraten, sich die Medien zu Nutze machen zu wollen. Denn was passiert, ist meist genau das Gegenteil: Die Medien machen sich die Patientengeschichten zu Nutze und schlachten Ihre Geschichte gewinnbringend aus. Eines dürfen Sie dabei keinesfalls verdrängen, nämlich, dass Ihr Gesicht, Ihr Körper oder sogar Ihr Name (zumindest meist der Vorname mit abgekürztem Nachname) öffentlich gemacht wird. Diese Form der öffentlichen Wahrnehmung bedeutet im Zweifel für Sie allerdings nicht unbedingt Gerechtigkeit, sondern kann auch bedeuten, dass Ihre Nachbarn plötzlich vermehrt zu Ihnen herüberlachen, oder Ihre Kinder in der Schule mit Geschichten über die Brustoperation der Mutter aufgezogen werden.

Wir sind immer wieder erstaunt, wie viele Menschen diese Sendeformate schauen bzw. auch bereit sind, hieran aktiv mitzuwirken. Natürlich weisen wir in unseren Netzwerken auf Beiträge von uns hin, aber auch bevor wir dies tun, hören wir sehr oft den Satz: „Ich habe Sie im Fernsehen gesehen!".

Medien in die eigene, ganz persönliche Geschichte mit einzubeziehen muss als zweischneidiges Schwert verstanden werden. Sie sollten ganz in Ruhe die Überlegung anstrengen, ob eine Medienpräsenz das Richtige für Sie ist. Überlegen Sie sich hierzu ganz einfach, was Ihr Ziel ist:

- Eine Korrekturoperation durch den Operateur im Ausland? Dann ist der Weg über die Medien völlig kontraproduktiv, da sich der Kollege im Ausland durch den Druck der Medien sicher in die Ecke gedrängt fühlt.
- Eine Korrekturoperation durch einen Plastischen Chirurgen in Deutschland? Dieser wird die Medienpräsenz sicher gerne dankend für sich nutzen, wie der ärztliche Autor dies auch schon getan hat. Auch wird er sich Ihnen gegenüber erkenntlich zeigen. Dennoch wird es eine normale und gesetzlich vorgeschriebene Abrechnung (meist über die GOÄ) geben, da auch hier der Grundsatz gilt: Keine ärztliche Leistung ohne Honorierung.
- Eine Offenlegung der Arbeitsweise der Klinik im Ausland, um andere zu warnen? Aus unserer Sicht ist dies der einzige Grund, weshalb Sie sich an die Medien wenden können. Je nachdem, was Sie im Ausland erlebt haben, kann es sinnvoll sein, Missstände offen zu legen und andere somit vor dem gleichen Fehler zu bewahren. Allerdings gilt auch hier, dass Ihre Person und auch Ihre Identität von einem Auftritt in der Presse betroffen sein kann und dass der Schaden, den Sie sich auf diesem Wege zufügen, größer ist als der Nutzen.

Zusammenfassend muss man sich also gut überlegen, was man erreichen möchte und sein eigenes Handeln wie immer im Leben danach ausrichten. Die Presse kann generell ein guter und hilfreicher Partner sein, vor schnellen Schüssen in diesem Bereich ist allerdings zu warnen.

## Sollte ich mir einen Rechtsanwalt nehmen?

Das Wichtigste im Zusammenhang mit einer Operation im Ausland ist, dass die oben genannten Punkte berücksichtigt werden, sodass die Ausgangsbedingungen für die Operation optimiert werden.

Ist das Kind erst in den Brunnen gefallen, stellt sich die Situation meistens sehr komplex dar und ein rechtliches Vorgehen wird durch die Grenzüberschreitung, die Sprachbarriere, die differenten Rechtssysteme und die vermeintlich hohen Kosten eines Prozesses vor Ort erschwert bzw. unmöglich gemacht.

In jedem Falle kann es sinnvoll sein, sich im Vorfeld detailliert und genau von einem Rechtsanwalt, welcher reichlich praktische Erfahrung mit der Materie hat, über die bevorstehende Operation und die damit verbundenen Risiken zu informieren. Wird hingegen ein Rechtsanwalt im Nachgang benötigt, da bereits Mängel oder Komplikationen bei der Operation im Ausland aufgetreten sind, ist eine international arbeitende Kanzlei mit Sprachkenntnissen in der Zielsprache zu empfehlen. Für ein reines Tätigwerden in Deutschland kommt es auf eine solche Großkanzlei nicht an. Dann ist es eher sinnvoll und ratsam sich auf einen fachkundigen Rechtsanwalt verlassen zu können, der sich persönlich um den Fall kümmert.

Immer wieder erkennen wir auch, dass sich Juristen einem derartigen Fall angenommen haben, welche augenscheinlich keine ausreichenden Erfahrungen haben. Nur in seltenen Fällen ist dann von der erfolgreichen Durchsetzung von Ansprüchen auszugehen. Am sinnvollsten ist es, wenn der Rechtsanwalt sich mit Schönheitsoperationen auskennt und auch Kontakt zu Operateuren pflegt und sich mit diesen kurzschließen kann. Er hat in einem solchen Fall die Möglichkeit kurzfristig Rücksprache mit medizinischen Spezialisten zu halten, ohne hier Zeit zu verlieren. Sofern ein Rechtsanwalt den Austausch zu einem fachkundigen Operateur pflegt, kann häufig sichergestellt werden, dass dem Patienten viel schneller geholfen werden kann seine Ansprüche durchzusetzen. Dies gilt vor allem auch bei Fehlern bei Schönheitsoperationen im Inland, die leider nicht selten vorkommen.

> **Der Rosengarten-Check**
>
> Die beiden Autoren dieses Buches, Dr. med. Timo A. Spanholtz und Rechtsanwalt D. Benjamin Alt arbeiten auch außerhalb dieses Buches in vielen Bereichen eng zusammen, tauschen sich regelmäßig fachlich aus und diskutieren medizinische Fälle. Wichtig und bereichernd ist hierbei die doppelte Perspektive von juristischer und medizinischer Seite. Beide Parteien beachten in der Zusammenarbeit auch die ethisch-moralische Komponente solcher Fälle, denn es darf zu keinem Zeitpunkt vergessen werden, dass hinter jedem „Fall" ein menschliches Schicksal steht.

Eine Begleitung des gesamten Vorhabens durch einen Juristen im Hintergrund mag empfehlenswert sein, dennoch sollte man vermeiden durch ein gemeinsames Auftreten gegenüber den Chirurgen von vornherein das für eine erfolgreiche Operation notwendige ungestörte Arzt-Patienten-Verhältnis zu gefährden.

Die Kosten einer rechtsanwaltlichen Tätigkeit sollten Sie vorab mit dem Rechtsanwalt besprechen. Ein erfahrener Rechtsanwalt wird mit Ihnen vor dem Tätigwerden festlegen können, was seine Arbeit am Ende kosten wird. Für Rechtsanwälte ist es im Allgemeinen üblich, nach dem Rechtsanwaltsvergütungsgesetz (RVG) abzurechnen. Dieses hat den Leitgedanken, dass es für Verfahren, bei denen es um mehr geht, auch eine höhere Vergütung gibt. Es kommt also üblicherweise nach dem RVG nicht darauf an, wie viel Arbeit der Rechtsanwalt in den Fall steckt, sondern wie hoch die Ansprüche sind, welche Sie geltend machen. An dieser Stelle besteht meist ein großes Problem. Schließlich ist dem Rechtsanwalt beim ersten Kontakt oft gar nicht klar, wie hoch die Ansprüche sind, die man geltend machen kann. Darüber hinaus besteht rechtlich kein Problem vom Rechtsanwaltsvergütungsgesetz abzuweichen. Im außergerichtlichen Verfahren ist das Honorar relativ frei zu vereinbaren. Im gerichtlichen Verfahren sind die Gebühren nach dem RVG Mindestgebühren bindend, welche praktisch nicht unterschritten werden dürfen. Gerade aufgrund des fehlenden Gegenstandswertes oder Streitwertes zu Beginn des Verfahrens bietet es sich an, Honorarvereinbarungen abzuschließen, welche entweder eine Pauschalgebühr für die außergerichtliche Tätigkeit des Rechtsanwalts vorsehen oder es erfolgt eine Einigung, dass auf Stundenbasis abgerechnet wird.

Übrigens ist im Rechtsanwaltsvergütungsgesetz auch festgelegt, dass die Erstberatung eines Verbrauchers, und um einen solchen handelt es sich meist bei der hiesigen Materie, derzeit bei 190 Euro netto zuzüglich Umsatzsteuer gedeckelt ist. Der Umfang einer Erstberatung kann ganz unterschiedlich sein. Sofern ein erster Termin beim Rechtsanwalt wahrgenommen wird, bei dem Gespräche über die rechtliche Problematik geführt werden und der Rechtsanwalt die Möglichkeiten der Geltendmachung von Ansprüchen aufzeigt, handelt es sich üblicherweise um eine Erstberatung. Eine solche dauert im Regelfall auch nicht mehr als eine halbe Stunde oder Stunde. Spätestens wenn der Rechtsanwalt Schreiben aufsetzt und jemanden für Sie anschreibt, ist der Bereich der Erstberatung verlassen. Sollte also der Rechtsanwalt mit Ihnen über Kosten zunächst nicht sprechen, wissen Sie jedenfalls, dass die Kosten zu Beginn gedeckelt sind. Die Kosten können aber auch viel geringer ausfallen. Sprechen Sie dieses Thema also schnellstmöglich an.

Ein auf der Materie des Medizinrechts versierter Rechtsanwalt wird mit Ihnen höchstwahrscheinlich eine pauschale Vereinbarung über die außergerichtlichen Rechtsanwaltskosten treffen. Sofern er die Kosten nicht anspricht, sollten Sie dieses Thema von sich aus aktiv ansprechen. Vor allem im Falle eines Prozesses ist es sehr sinnvoll, wenn eine Rechtsschutzversicherung vorliegt. Spätestens ab diesem Zeitpunkt können Sie nämlich keine günstigen Vereinbarungen über die Kosten mit dem Rechtsanwalt vornehmen. Es sind nämlich dann Gerichtskosten zu zahlen, welche gesetzlich festgelegt sind. Darüber hinaus werden in Prozessen zu Schönheitsoperationen sehr häufig Sachverständigengutachten erstellt. Die Kosten für derartige Gutachten belaufen sich schnell auf mehrere tausend Euro. Sofern Sie über eine Rechtsschutzversicherung verfügen, zahlt diese üblicherweise die Kosten. Gerade aufgrund des hohen Kostenrisikos bietet es sich deshalb immer an über eine Rechtsschutzversicherung zu verfügen, wenn man tatsächlich den gerichtlichen Weg einschreiten will. Außergerichtlich spielt eine solche Versicherung eher eine geringe Rolle.

Behandlungsfehler bei Schönheitsoperationen sind von vielen Rechtsschutzversicherungen abgedeckt. Viele beschränken ihre Eintrittspflicht jedoch auf den Bereich von Deutschland. Sollten also Verträge mit Ärzten im Ausland geschlossen werden, entfällt in vielen Fällen bereits der Versicherungsschutz und die Versicherung ist wertlos. Folglich ist folgender Weg ratsam, wenn Sie Ansprüche gegen einen Arzt bzw. Operateur geltend machen wollen:

Suchen Sie zunächst einen Arzt auf, welcher Ihnen zumindest mündlich bestätigen kann, dass er von einem Behandlungsfehler ausgeht. Gehen Sie dann auf die Suche nach einem Rechtsanwalt, welcher sich häufig mit dem Thema der Schönheitsoperationen auseinandersetzt. Vereinbaren Sie mit diesem einen telefonischen oder persönlichen Termin, sodass Sie zunächst im Rahmen der Erstberatung mögliche Ansprüche besprechen können und herausfinden können, ob Sie zu dem Rechtsanwalt ein Vertrauensverhältnis aufbauen können und er Ihren Fall übernehmen will. Aus unserer Erfahrung ist es gar nicht notwendig, dass Sie sich einen Rechtsanwalt an Ihrem Wohnort nehmen müssen. Vielmehr kommt es darauf an, dass Sie sich einen Rechtsanwalt nehmen, welcher in der Lage ist Ihre Interessen effektiv zu vertreten. Der rechtsanwaltliche Autor ist beispielsweise bundesweit tätig und ist es auch gewohnt viele Mandate abzuwickeln, ohne dass es zu einem persönlichen Kontakt mit dem Mandanten jemals gekommen ist. Dabei ist jedoch klar, dass der Mandant zu jedem Zeitpunkt den Rechtsanwalt aufsuchen und persönlich treffen kann, sofern der Mandant dies wünscht.

Der Rechtsanwalt wird mit Ihnen dann besprechen, ob es sinnvoll ist Ansprüche geltend zu machen. Dabei spielt es keine Rolle, ob die Operation im Inland oder Ausland stattgefunden hat. Achten Sie darauf, dass der Rechtsanwalt Ihnen nicht bereits am Anfang Geldbeträge verspricht, welche der Operateur sicherlich zu zahlen hat. Ein seriöser und fachkundiger Rechtsanwalt wird Ihnen aufzeigen, dass zunächst der Kontakt mit dem Operateur bzw. dessen Versicherung aufgebaut werden muss und mit diesen dann zu klären ist, ob außergerichtlich eine Zahlung geleistet wird. Sofern außergerichtlich eine Einigung realisiert wurde, findet das Verfahren dann sein Ende. Falls außergerichtlich nichts erreicht werden kann, ist dann zu klären, ob der gerichtliche Weg beschritten wird. Sinnvoll ist es, wenn Sie den Rechtsanwalt gut erreichen können und er regelmäßig für Fragen zur Verfügung steht. Sie sollten jedoch auch Geduld mitbringen, weil sich entsprechende Verfahren nicht in wenigen Wochen abschließen lassen. Über alle Zwischenschritte wird Sie ein guter Rechtsanwalt immer auf dem Laufenden halten.

# 6
# Schlussworte

Wir hoffen, dass wir Ihnen mit dem vorliegenden, kompakten Werk einen Überblick über das spannende und zum Teil bedrückende Thema „Schönheitsoperationen zum Dumpingpreis" verschaffen konnten. Wir haben versucht, uns mit der nötigen Objektivität dem Thema zu nähern, wobei uns wichtig war auch auf persönliche Erfahrungen zu verweisen und vor allem die eigenen Schlussfolgerungen und Feststellungen in dieses Buch einfließen zu lassen.

Nicht zu vergessen sind die unzähligen und überwiegenden Momente, in denen Plastische Chirurgie gut geplant und perfekt ausgeführt wird. Lachende Gesichter und Umarmungen gehören weit mehr zu unserem Alltag, als Tränen, Sorgen und Ängste.

Dennoch: Wenn Sie unsere Hilfe benötigen, medizinisch oder juristisch, freuen wir uns, wenn Sie uns kontaktieren. Erfahrungsgemäß hat sich ein direkter Telefontermin oder auch ein persönlicher Beratungstermin als optimal erwiesen. Wir laden Sie daher ein, nicht zu verzagen, sondern unser Angebot der Hilfestellung anzunehmen.

Sie erreichen uns über die entsprechenden Internetadressen:

www.praxisklinik-rosengarten.de
www.RechtsanwaltAlt.de

Herzlichst, Ihr

Dr. med. Timo Alexander Spanholtz
Rechtsanwalt D. Benjamin Alt